明桥大二

快乐 家庭育儿

[日]明桥大二　　[日]吉崎达郎　合著　　[日]太田知子　绘　　黄薇嫔　译
育儿专家　　　　小儿科医师　　　　　　妈妈插画家
儿童心理专家　　妇产科医师

从怀孕到分娩

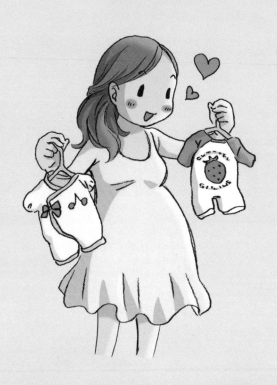

人民东方出版传媒
People's Oriental Publishing & Media
东方出版社
The Oriental Press

图书在版编目（CIP）数据

从怀孕到分娩 /（日）明桥大二，（日）吉崎达郎著；
（日）太田知子绘；黄薇嫔译 . 一北京：东方出版社，2018.8
（明桥大二快乐家庭育儿）
ISBN 978-7-5060-9417-7

Ⅰ . ①从… Ⅱ . ①明… ②吉… ③太… ④黄… Ⅲ . ①妊娠期 - 妇幼保健 - 基本知识
②分娩 - 基本知识 Ⅳ . ① R715.3 ② R714.3 ③ G78

中国版本图书馆 CIP 数据核字 (2016) 第 318862 号

明桥大二快乐家庭育儿：从怀孕到分娩
（MINGQIAODA' ER KUAILE JIATING YU' ER : CONG HUAIYUN DAO FENMIAN）

作　者：[日]明桥大二、吉崎达郎
绘　者：[日]太田知子
译　者：黄薇嫔
产品经理：张　旭　边梦飞
责任编辑：王莉莉
出　　版：东方出版社
发　　行：人民东方出版传媒有限公司
地　　址：北京市东城区东四十条 113 号
邮政编码：100007
印　　刷：小森印刷（北京）有限公司
版　　次：2018 年 8 月第 1 版
印　　次：2018 年 8 月第 1 次印刷
印　　数：10000 册
开　　本：880×1230 毫米　1/32
印　　张：6
字　　数：70 千字
书　　号：ISBN 978-7-5060-9417-7
定　　价：39.80 元
发行电话：（010）85924663　85924644　85924641

前言

给准妈妈
安心迎接生产和育儿的建议

育儿专家、儿童心理专家　明桥大二

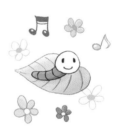

　　事情发生在前几天，我在一家育儿援助机构担任半日馆长。我陪伴还走不稳路的孩子们玩弹珠，一起做健身操，他们率真的眼神与笑容抚慰了我的心，也让我想起一件事。

　　那是我的两个女儿出生时的事。

我其实原本没有那么喜欢小孩，严格说起来，我不太擅长跟小朋友们相处。他们一旦哭起来就会哭个不停，而且让人根本搞不懂他们在想什么，因此我曾经有些担心即使自己有了小孩，也无法真心疼爱他们。

然而，当我自己有了小孩后，想法有了180度大转变。我真的好爱好爱她们，几乎无法相信世界上竟有如此可爱的"小东西"。

日本有句俗话："（可爱到）放进眼里也不觉得痛。"我不认为这是在打比方，对我来说，就算真的放进眼里也绝不会感到痛。

十多年过去了，两个女儿已经长大，在外县市求学，但是在我心中，她们永远是当年的小孩子。

很多人都说生孩子很好，成为父母很棒，我认为他们说得对极了。小婴儿就是可爱，他们的存在能够让四周气氛亮起来，抚慰人心。

然而与此同时，在怀孕、分娩及育儿的过程中，尤其是妈妈，无论身体还是生活环境都面临着剧变。从担心"能否平安无事生下宝宝"开始，害喜、胎动、体重改变、阵痛、羊水破裂、分娩、哺乳、婴儿夜啼、断奶食物，一切都是第一次经历，加上周围亲友的众多意见，也会让妈妈们感到无所适从吧。

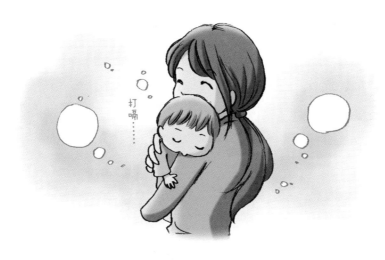

我和这些妈妈们交谈过后，才了解原来她们都没有接触到正确的知识。

其中有不少人都是在一次次的产检、确认宝宝是否正常的过程中，不知不觉到了预产期、分娩，接着进入问题四伏的育儿生活。

在心理没有充分准备的情况下，新的挑战一个接着一个来，势必会感到不安与一团混乱。我想这或许是造成产后的育儿不安，觉得育儿很辛苦的原因吧。

因此我认为眼前最重要的，就是在怀孕期间必须确实学习正确知识，做好可以让妈妈安心生产、育儿的准备，而且爸爸与周围的人也需要为妈妈建立起协助机制。

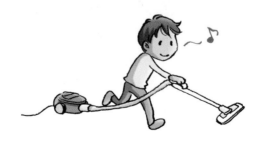

本书以怀孕、生产、育儿为主题，总结了妈妈怎样才能安心面对生育，爸爸及周围的人能够帮上什么忙等等，书中都是我衷心希望大家一定要知道的内容。

育儿，是全世界最重要的工作。

如果本书能够为决定执行这项美好任务的所有父母以及周围的支持者提供帮助，将是我最大的荣幸。

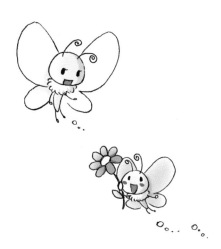

怀孕、生产、育儿初期
给准爸爸的建议

小儿科医师、妇产科医师　吉崎达郎

　　丈夫陪妻子生产的情况现在已经相当普遍。两个人一起迎接新生命的诞生，还有不少人因此感动得流泪。

　　现在也有新的词语"育儿男"用来形容积极育儿的爸爸。早些年如果爸爸带着三个小孩去买东西的话，往往会引来周围的人窃窃私语："那个人发生什么事了？"从而变成邻居们茶余饭后的谈资。现在邻居们的态度则是近乎敬佩地说："那个人真是好爸爸。"

　　另外，最近经常看见爸爸带着小孩来儿科门诊。我的朋友之中，没有人认为"男人应该要默默工作就好"，他们总是开心地陪着孩子、带着孩子来看儿科。

这种倾向对于社会整体而言，也是好事。**只是我希望这类积极的爸爸注意，别因为过度疼爱孩子而批评妈妈的育儿方式。**母子关系对于婴幼儿期的育儿尤其重要。如果妈妈不断遭到责备，恐怕甚至连最原始的母性力量都无法发挥。

相反地，如果爸爸满满的爱意成为孩子与妈妈的支柱，就能打造和谐的母子关系，也一定能养成孩子的自我肯定感。见到这个情景后，身为爸爸，自己也会感到安心与喜悦，从而加深自己为人父的自觉。

从这个角度来说，男人在女人怀孕、生产、育儿（初期）过程中全心支援妈妈比什么都重要。抱抱孩子或喂孩子喝奶不但能够建立爸爸与孩子之间的情谊，还伴随着"让妈妈休息"的重要意义。

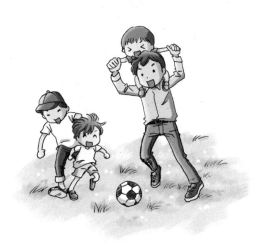

这年头怀孕、育儿时"必须做"和"不能做"的事情太多了。这些往往变成妈妈的精神负担。或许你提出建议的本意是体贴，但是仍要把想建议她这样做、那样做的话咽下去。先让妻子做完自己想做的，再称赞她做得好的地方。

做到体贴入微的支持很难，不过先从这点着手，我相信一定会很顺利的。

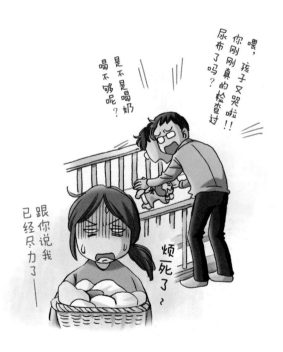

【怀孕】

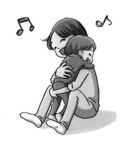

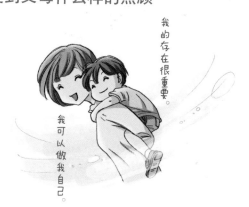

我的存在很重要。

我可以做我自己。

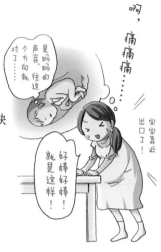

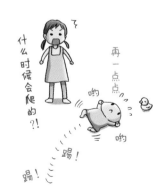

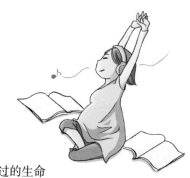
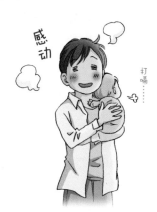

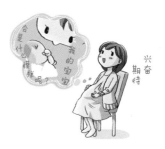

【生产】

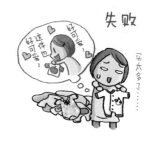

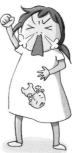

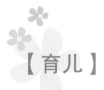

【育儿】

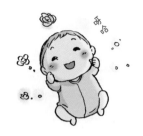

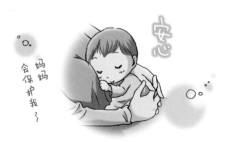

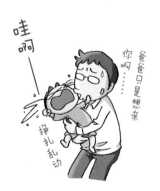

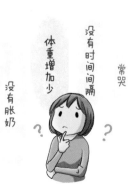

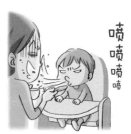
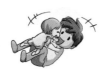
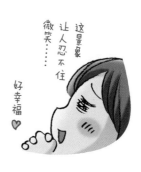

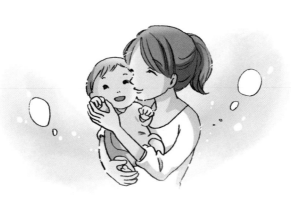

【怀孕】

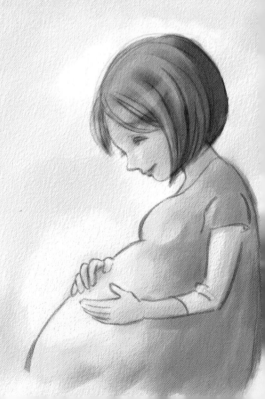

这个地方好温暖、好柔软、好舒服。
想要成为爸爸和妈妈的孩子，于是我来到这里。

妈妈，对不起！
是我害你不舒服、行动不方便。

妈妈，谢谢你。
总是守护着这样的我。

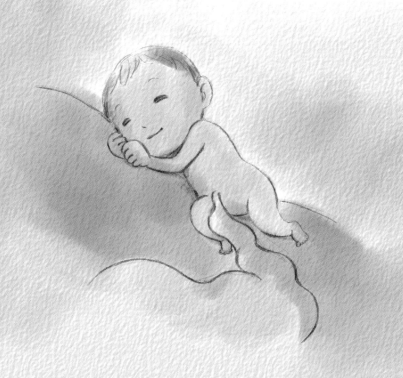

1

即将为人父母的你，
必须提前知道的事

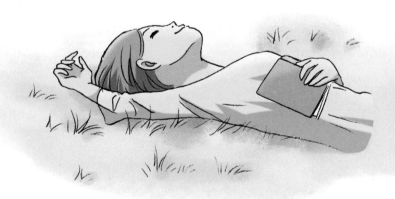

即将为人父母，首先你必须要知道一件事。

那就是，为了养育出幸福的孩子，最重要的是什么。

有些人认为学习能力重要，有些人希望培养出守规矩的孩子，当然，这些都是很重要的。

但是，为了拥有幸福人生，最重要的是自我肯定感。

所谓自我肯定感，顾名思义就是认为自己的存在很重要，拥有生存的价值与必要性。简单来说也就是"做我自己就可以"的安心感。

有了这个基础后，才能养成教养、规矩、学习能力。

然而各种调查结果显示，就是这个被视为基础的"自我肯定感"，现今日本孩子却一点也不高。

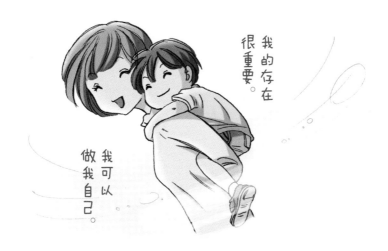

举例来说，2010 年日本、美国、中国、韩国四个国家比较，调查结果显示，回答"认为自己是有价值的人"的高中生比例为：美国 89.1%，中国 87.7%，韩国 75.1%，而日本却只有 36.1%。

关于这一点十年前就不断有人提出讨论，却完全没有获得改善。

"反正我这个人没有任何存在的价值"，有这种想法的孩子，怎么能够积极学习、活出自己的人生呢？

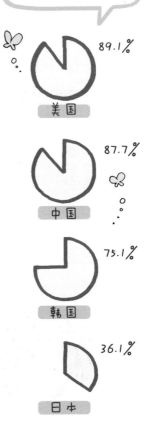

认为自己是有价值的人

89.1%

美国

87.7%

中国

75.1%

韩国

36.1%

日本

《高中生心理与生理健康调查》
一桥文艺教育振兴会·日本青少年研究所

"没有人需要我，我是没人要的孩子"，会这么想的孩子，又该如何学会尊重其他人、遵守社会规则呢？

相反地，认为"自己被别人需要"的孩子，能够积极面对自己的人生，不但充满学习意愿，也能珍惜自己与他人。

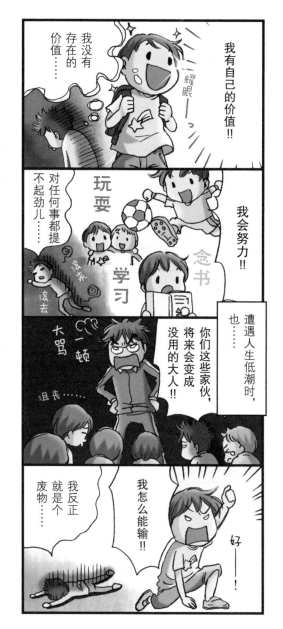

一切的基础就是"自我肯定感"。在孩子心中培养自我肯定感，将是现代育儿教育上最重要的事。

　　不过，一听到我这么说，许多家长会问："我明白培养小孩的自我肯定感很重要，但是我也发现自己的自我肯定感不足。这样的自己，能够养育出有自我肯定感的孩子吗？"

　　事实上这类家长并非少数。

　　你会产生这种感觉，也绝对不是你的错。

　　你所生长的年代还没有"育儿过程中最重要的就是培养自我肯定感"这种观念。学校教育中也存在不少诸如应试教育、欺凌等，反而会降低孩子的自我肯定感的重要因素。有不少人就是在这种环境中成长，而且现在仍觉得生活不易。

　　这样的人长大成为父母之后，即使要求他们帮助建立孩子的自我肯定感，他们也不晓得该如何是好。这也是理所当然的。

　　因此，希望今后将成为父母的人，首先要留意的是——练习"称赞自己"。

　　身为一个人，或许不够成熟、很失败、缺点一大堆，但尽管如此，你仍旧努力活到了现在，并且下定决心、做好准备孕育新生命，这真的是值得赞许的一件事。

怀孕、生产是唯有女性才能够做到的崇高工作。对于人类来说，再没有什么工作比孕育生命更无可取代、更重要的了。

我希望各位能称赞，尽管充满不安、没有自信，仍然努力地想要往前跨出一步的自己。我相信，做这个选择绝对不会错。

有的人很难去称赞自己，这也是可以理解的。也许周遭的人不懂自己的不安，也不了解孕育生命的苦处，反而会说"怎么可以因为怀孕而不工作？"或是"好像小孩子生小孩子一样"等。

正因如此，更应该在这样艰难的处境当中找到一个能够称赞自己、认同自己的人。

当然有时候严厉的意见是必要的。但是要支援原本就容易感到不安、没有自信的妈妈，拥有正向的人际关系是最重要的。

如果身边亲近的人可以担起这样的角色，就再好不过了，例如，娘家的父母亲、丈夫的父母亲。但有些时候，偏偏越是亲近的人，越容易说出让人备受打击的话。

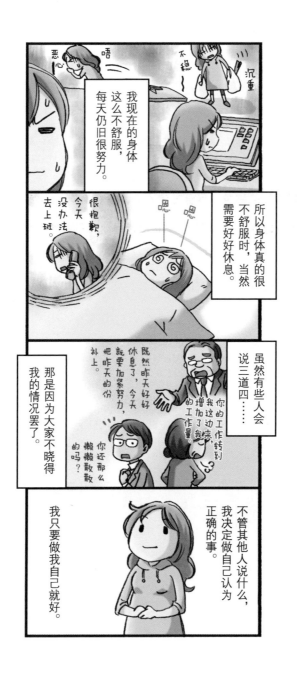

这种时候，如果找"妈妈友"（同样身为妈妈因育儿而相识的朋友）、亲戚之中的阿姨、婶婶等也可以。如果身边没有这些人，也可找当地的公共卫生护理人员、助产士、幼儿园的园长或教保员、育儿支援中心辅导员等。

在身边找到一位能够认同你、会——地告诉你的优点的人，尽管今后可能遭遇各式各样的困难或不安，这个人一定都会支持你。

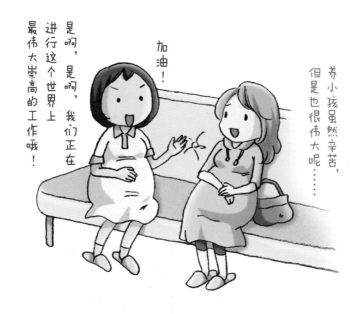

2

回顾自己小时候，
受到父母什么样的照顾

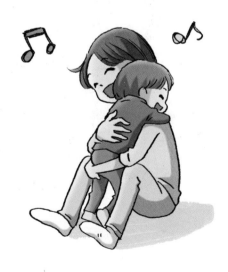

为生儿育女做准备，我希望各位务必先做一件事情，就是回顾你的父亲、母亲过去如何照顾自己。说得更精确一点，也就是希望各位自行整理出父母养育自己的过程。

我们经常听到一句话：为人父母后，才懂得爸妈的辛苦。实际体验了生产之后，才会了解到父母曾经这么辛苦地让自己来到这个世界上，因而对父母的付出充满感谢。

不少人也趁着这个机会解开了过去的芥蒂，与父母重修旧好，这也是有孩子所带来最大的附加效益之一。

但话虽如此，我认为也不能够将爸妈做过的事情全部解释成出于爱、全部正确。

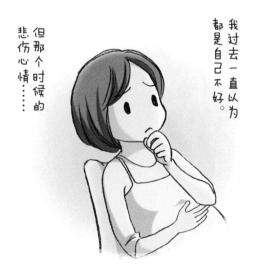

自己还是孩子时，曾经被父母的言辞所伤，被父母打而感到不甘心，这些毫无疑问都是事实。

有些时候也的确是出于小孩子的误会，但多数时候，小孩觉得受伤、不喜欢，问题正出自于父母亲的说话方式、管教方式。如果不把这些情况弄清楚，只是把那些行为当成是出于爱意并认同的话，恐怕自己也会作出同样的事。

比方说，成长过程中遭到爸爸暴力相向。到了青春期，对于这样的爸爸开始反叛、作出叛逆行为。可是等到他长大结婚有了孩子后，会认为"爸爸当时的暴力举动只是关爱的表现，因为他爱我才会施暴。"然后变得也对自己的小孩施暴。这样的情形并不少见。

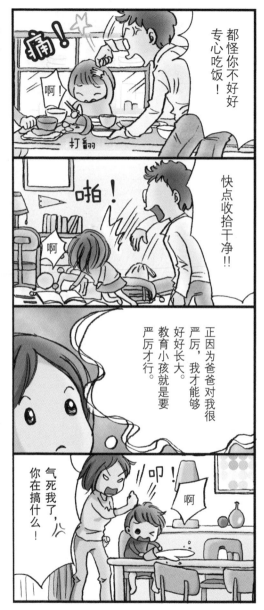

×认为『父母的暴力举动正确』的话，也会以同样的方式施暴。

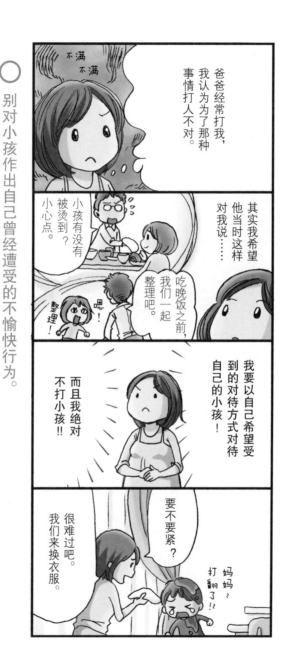

别对小孩作出自己曾经遭受的不愉快行为。

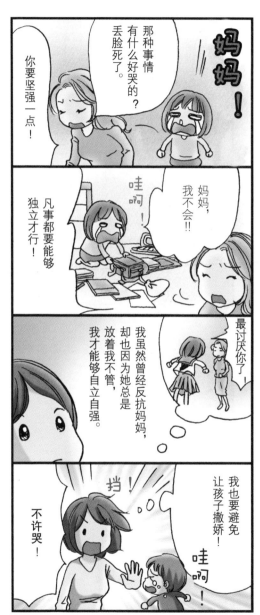

✕ 曾受过伤的事，也会随着成为大人而认为很正常。

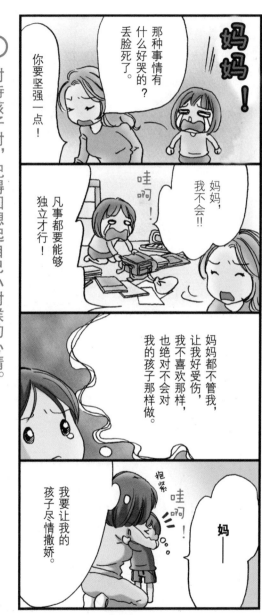

○ 对待孩子时，记得回想起自己小时候的心情。

我们成为大人后，就会忘掉做孩子时的心情，然后以大人的想法将一切正当化。所以，在情况变成这样之前，请先试着好好整理自己小时候所受到的对待，归纳出"我不希望父母那样对我""我好讨厌这样""被这样对待我很高兴"的内容。如果无法自己单独进行，可寻求专业人员（心理辅导师、公共卫生护理人员、社工人员）的协助。

如此一来，你就不会对孩子作出自己过去曾经讨厌的行为，而只作自己曾经希望的以及自己喜欢的被对待方式。

我由衷认为，这件事原本应该要列入高中课堂的必修课，但就算是没办法的话，至少希望能够让孕妇在怀孕期间阅读育儿书的同时，回顾自己在儿童时期曾经受过的对待方式。

3

生产的主角
是妈妈和宝宝

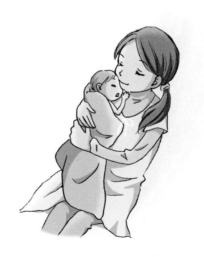

✿ "希望来到这个世界"的生命力

心理课程的下一课是想象训练。

一旦到了生孩子的时候，许多担心会逐渐浮现，比如阵痛有多痛、希望不会难产、不晓得宝宝会不会健康等等。

这种时候，听到周围其他人可怕的生产经验，只会愈来愈不安。但是，生产可让你了解"希望来到这个世界"的生命的伟大力量。

当然，过程并非只有轻松欢乐的事，也会遭遇许多痛苦。**但是，人类数百万年来能够持续不断地进行这样的过程，是因为妈妈与宝宝具备跨越这一切的力量，以及获得了超越这一切的喜悦与幸福。我希望妈妈们能明白，每一位妈妈都拥有这种力量。**

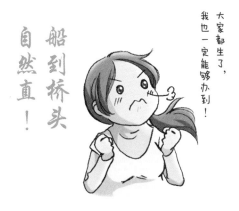

船到桥头自然直！

大家都生了，我也一定能够办到！

❀ 重视宝宝与妈妈的温柔生产过程

过去，多数人选择在自己家里生产，没有医疗设备以及充分的照顾，因此母子死亡的风险也较大。

但另一方面，这样的生产过程充满家庭温暖，负责生出珍贵生命的女性在历经阵痛的时候，受到周围的守护而疼痛得以缓和，然后靠自己完成"分娩"这项工作。

因此我认为，现在即使生产过程大多在医院或妇产科医院进行，最要紧的仍是身为生产主角的妈妈能够得到适当的协助。

在这样的观念下，最近20年来逐渐普及的冥想放松分娩法（Sophrology）、自然分娩法（Active Birth），顺应女性生产本能，采用坐姿或趴跪姿缓和阵痛的分娩方式等生产方式受到了瞩目。基于"妈妈与宝宝成为一体，按照自己的步调分娩"的想法，出现各式各样的提示与方法。重视女性的感性并借由感性的帮助，得到更平静、放松的"温和分娩"过程。

教教我！冥想放松分娩法

　　冥想放松分娩法不只是一种分娩方式，它的特色在于有一套已确立的产前教育法。注重于分娩的想象训练，并且采用能提高效果的音乐、运动（不是为了锻炼身体，而是为了能够放松身体）。

　　尽管如此，此法并不需要特殊的技巧。想象训练的基础是"体贴宝宝的心情"，然后带着"阵痛是生宝宝时最重要的

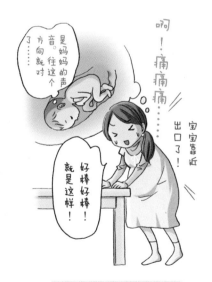

将阵痛切换成正向想象

能量，因此我要与宝宝一起熬过"这样的正向想法。这种分娩法绝对不是让你不痛，但是能让你的想法由"阵痛既痛苦又讨厌"转变为"这是即将与宝宝见面的过程"，借此减少不安与恐惧，将阵痛变成出生的喜悦。在冥想放松分娩法当中，将这种转换称为"打开转换疼痛的开关"。

像这样能够放松的话，生产过程就能够进行得更顺利。

另外，利用冥想放松呼吸法在阵痛期间"呼——呼——"地缓慢深深吐气，将注意力集中在呼吸上，也可缓解疼痛。阵痛是子宫收缩造成的疼痛，如果能够把注意力转移到体内唯一可借由个人意志控制的内脏——肺脏，即可有效缓解疼痛。通过这种方式专注于呼吸，宝宝会配合子宫的收缩进入产道，而妈妈也无需强行地憋足气使劲。

事先想象阵痛的过程是"规律而强劲的疼痛顶多只持续50秒左右，接下来就一定会有喘息的时候"，这样也能够有效控制疼痛。

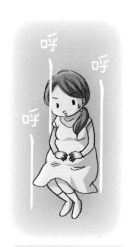

注意力集中在呼吸上
能够缓解疼痛

不只是冥想放松分娩法如此，分娩时最重要的是尊重并发挥妈妈和宝宝与生俱来的力量。

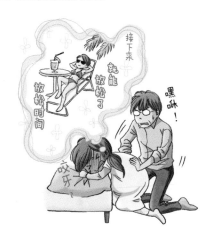

🍀 制订一个生产规划

生孩子不是生病，因此原本就可以由妈妈自己决定想要怎么样。什么样的方式最好本来就是因人而异。在什么样的情况下能够感觉最放松的方式，就是最适合自己的分娩法。

因此，最近越来越多人开始提出生产计划，也有意愿开始接受这类规划委托。所谓"生产计划"就是自己选择分娩方式，如希望陪产、希望自然分娩、希望尽量不打催产针等等。自己做选择以后，再跟医生或助产士仔细讨论可行性。

分娩方式在某种意义上来说也关系到一个人的生活方式，因此，我鼓励产妇尽量提出自己的想法。但是站在医生或助产士的立场，有时考虑到母体或胎儿情况，可能无法满足所有的要求，这种时候诚恳聆听专家的意见也是必要的。**从这个角度来看的话，"生产计划"与其说是分娩者对于医院、妇产科医院的单方面要求，不如说是为了方便彼此商议而达成共识的一个提案。**

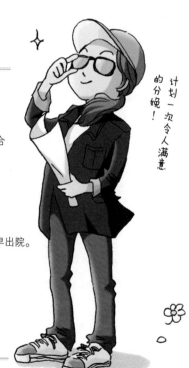

计划一次令人满意的分娩！

* 希望能够立刻母子同房。
* 希望能够配合宝宝的时间喂奶,而不是配合医院的哺乳时间。
* 希望能让家属自由探望宝宝。
* 希望拍摄分娩过程。
* 家里还有另外一个孩子,因此希望能够尽早出院。
* 希望用自己想要的姿势分娩。
* 希望直到分娩之前能够按摩腰部。
* 生完后,希望能够马上将宝宝放在肚子上。

充分获得正确的知识后，从其中挑选能够接受的选项，我认为这种规划自己生产计划的方式，今后也许会逐渐成为主流。

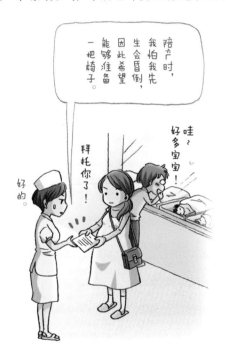

🍀 守护生命！医生与助产士的合作不可或缺

大多数人认为分娩时最好有医生在场，但是实际上百分之七八十情况是没有医疗需求就生完了。

这一部分的护理是由助产士担任。在日本，现代的助产士必须先取得护士资格，然后在指定学校接受一年专业训练，才能取得国家资格。

　　助产士不但能够回答孕妇各种疑问，还能够辨识怀孕过程是否异常、指导孕妇日常生活、让准妈妈能够安心等待分娩。一旦分娩开始，助产士能够陪伴妈妈度过阵痛，迎接宝宝诞生，有时还会在接下来的一年回答有关母乳、育儿的烦恼。尤其在心理照护方面，助产士扮演着相当重要的角色。另外，助产士在引导身体与生俱来力量的预防医学领域上表现也很出色，例如经验老到的助产士擅长无痛的母乳按摩等。

　　WHO（世界卫生组织）从 30 年前起已经开始重新评价助产士的职业能力，发现有助产士的参与能够帮助妈妈和宝宝安全分娩，也能够有效降低医疗支出。因此，以原本把分娩视为动手术一样的欧美国家为首，形成了"坐月子革命"。特别是在新西兰，现在分娩时除了医生之外，一定都会有助产士在场。

　　但是另一方面，有些分娩过程无论如何都需要医疗的力量。助产中心（或助产所）有义务要与特定的医疗机构合作，确保发生万一时可运送孕妇就医。

　　我认为这种助产士与医生的合作，正是今后为了让分娩变得更安全、安心所不可或缺的。

🍀 发挥天生的力量

我认为借由助产士引导出原本存在于女性体内的力量，让妈妈们可自主地安排自己的分娩是一件非常重要的事情。而以各种方式具体实践这点的就是助产中心（或助产所）。

包括在榻榻米上自由分娩，从阵痛到恢复均在同一个房间的乐得儿分娩（LDR，L=Labor 阵痛、D=Delivery 分娩、R=Recovery 恢复），宝宝一出生就和妈妈同床等，都是从很早以前就在做的、引出母子力量的方式。

由于不能使用药物和手术刀，因此发展出了替代技术，许多助产中心（或助产所）准备了按摩、芳香疗法、针灸、瑜伽，并且充实入浴设备等来缓解阵痛。另外，也有许多关于从怀孕期间需注意的饮食生活及运动事项等让分娩更自然的建议。

最近，有越来越多的医院在提升医疗技术之外也积极地将这些方式纳入体系。部分地区的医疗机构没有设置助产士。这种情形，可找各乡镇市公所相关的妇幼保健单位咨询。

4

选择医院，
　如同选择伙伴

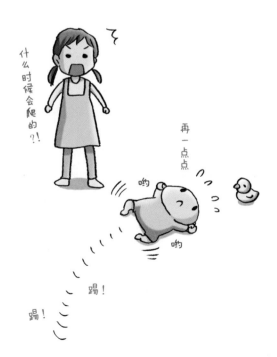

生产的主角是你和宝宝，而选择医院就像是选择伙伴。

话虽如此，有时选择医院的理由只是因为附近只有那家医院。光看外在条件无法做比较，而有些人选择的原因可能还包括交通方便、设备干净、伙食很好等。

以下列出几项选择医院时的重点，供各位参考。

找寻适合自己的医院

可帮忙接生的医疗机构，主要分为三种类型。

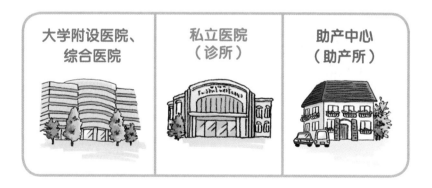

	特　征	费　用
大学附设医院、综合医院 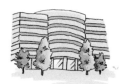	* 有各类科别,因此适合罹患其他疾病、生产风险高的孕妇。 * 妈妈与宝宝危急时,院内有专业人员可处理(特别是被指定为预产期妇幼医疗中心的医院)。 * 产检时与生产住院时,负责的人员不同,负责医师有时也会不同。 * 等待时间长。	私立大学附设医院、私立综合医院费用较高,公立的较低。
私立医院(诊所) 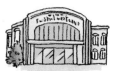	* 在家庭式的气氛下,很容易建立起与医生、助产士的互信关系。 * 设备与采用的生产方式大多根据院长的想法来决定方针。	根据选择与服务内容而不同。
助产中心(助产所) 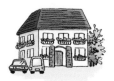	* 分娩专门机构,可把助产士当作伙伴,选择自己想要的分娩方式。 * 助产中心严禁医疗行为,因此是否能够在助产中心分娩,必须接受指定医师的诊断与咨询。 * 有些情况可能必须半途转往医院,因此最好事先确认该中心与医院的合作情况。	费用比较低,但收费的标准不一(医师的诊断费用基本上需另外计费)。

大型医院似乎更令人安心，但是负责分娩的是接生宝宝的人。也就是说，为了引出负责生产的妈妈们的力量，选对"人员与场地"比什么都重要。

为了实现这一点，首先必须收集资料，找到合适的医生与医护人员，确认该医院采取的分娩法符合自己的需求，如果可以的话，最好实地观摩后再选择。

① 产前产后均提供全方位协助

有些医院在产检时会将妈妈（家长）分学级，通过助产士进行个别建议。

在这种地方，用心的医院对于还不需要吃药那种程度的身体不适，或是担心的事情都可以提供咨询服务。另外，产后也有助产士教你如何

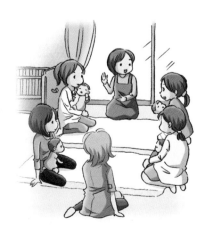

做乳房按摩、哺乳咨询。有些医院原本就缺乏助产士等护理人员，因此，最好事前厘清医院能够提供哪些方面、什么程度的协助。

②♪ 出院后，妈妈哺喂母乳的概率高

生产前，几乎大多数人都考虑了"尽量喂母乳"，但是根据 2005 年日本厚生劳动省的调查，出生一个月只喝母乳的仅占 42.4%。

看了这个数据，有些人会认为这是"母乳充足者与母乳不足者的比例"，事实上并非如此。**如果接受适当的母乳哺育指导的话，可确保 70%~95% 的全母乳哺育率。**

1989 年，WHO 与 VNICE（联合国儿童基金会）提出"成功哺喂母乳的十大步骤"，确实遵守的医院目前已经获得的"婴儿亲善医院"（Baby Friendly Hospital，简称 BFH）认证，拥有很高的母乳哺育率。但大多数人的住宅附近没有这种医院。即使是这种情形，只要孕妇本身具备正确的知识，请医院多配合妈妈们要求的事项就可以了。

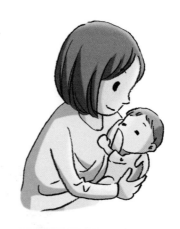

只要有适当的指导，多数人都能够采用纯母乳哺育。

喂母乳概率高的医院实行的主要措施

☐ 从生产前就对妈妈们进行母乳哺育的建议。

☐ 让妈妈把刚出生的婴儿抱在胸前，并把乳房塞进婴儿嘴里。

　　这样可以让宝宝记住乳房的形状，使得哺喂母乳的过程进行得更顺利（这点必须在医护人员的监督下进行）。

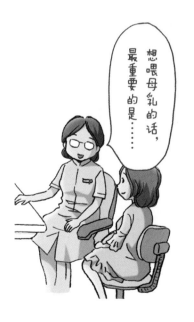

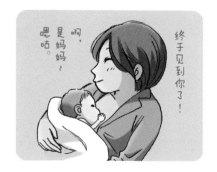

□ 分娩后一两天之内，让母子同室。

产后通常都会让妈妈优先休息身体。不过，经常接触、抱抱宝宝、宝宝一哭就喂奶等举动，也能够帮助恢复妈妈的身心。这点是妈妈本人能切身感受到的，且宝宝也能够通过这些互动获得安全感。

像这样一边借由医护人员的协助一边实行上述事项，可以帮助妈妈自然顺利完成哺喂母乳（但是，也并非一定要母子同室才能够喂母乳）。

□ 能配合宝宝的需求让妈妈哺乳。

即使妈妈与宝宝不同室，宝宝想要喝奶时，医护人员可帮忙抱过来或是通知妈妈过去。哺喂母乳概率高的医院会重视这些方面。

一般所谓的"哺乳间隔三小时"主要是配合宝宝的消化时间。开始

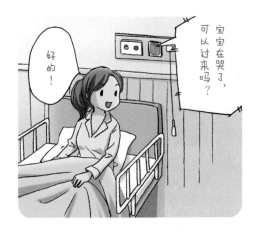

两三天虽然还无法顺利产生宝宝所需母乳的量，不过基本上无需在意时间，遵守"宝宝因为肚子饿而哭泣就喂奶"的原则。这样重复几次之后，乳房自然会分泌充足的奶水。

□ 个别指导每位妈妈正确的哺乳方式。

目前已知宝宝喝奶的方式正确与否，会影响到哺喂母乳是否能够走上正常轨道。**如果宝宝的嘴巴没有完全包覆住乳晕的话，会感觉母乳分泌不够，而这也是引发乳腺炎的原因之一。**

宝宝的嘴巴是否正确接触乳房、是否确实由两侧乳房吸奶等，均可请教助产士，接受个别指导。

□ 就算"母乳分泌不足"，也不建议立刻改喂奶粉。

宝宝的胃很小，因此即使一次喂奶的分量不多，只要多喂几次就能够满足需求。

另外，宝宝是否摄取足够的奶水，可根据他的尿液总量判断，不需要每次一喝完奶就量体重确认。

母乳不足就立刻以奶粉补充的话，会大大降低母乳哺育率。

□ 设有母乳门诊、乳腺门诊。

这方面业务有专人负责，可解决妈妈出院后的烦恼及问题。

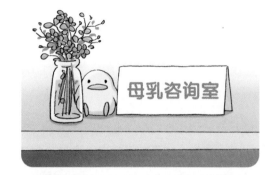

但是，正如前面曾经提过，事实上日本目前仍然很少有医院能够做到上述几点。**因此，在专门医院不多的情况下，最重要的是该医院能够为哺喂母乳的妈妈提供什么样的协助。**

（关于母乳方面的问题，第 13、14 章会有详细的介绍）

及时哺喂母乳的过程无法完美，但也不会因此对宝宝的未来有决定性的影响。我希望各位能明白，孩子的未来会依之后的成长以及和父母的互动等有所变化。

成功哺喂母乳的十大步骤

1. 留意正式文字的哺喂母乳政策，并和所有医疗人员沟通。

2. 训练所有医疗人员施行这些政策之技巧。

3. 让所有孕妇知道哺喂母乳的好处及如何喂奶。

4. 帮助产妇在生产半小时内开始哺喂母乳。

5. 教导产妇如何喂奶，以及在必须和婴儿分开时如何维持泌乳。

6. 除非有特殊需要，不要给婴儿母乳之外的食物。

7. 实施每天 24 小时母婴同室。

8. 鼓励依婴儿之需求喂奶。

9. 不要给予喂母奶的婴儿人工奶嘴或安抚奶嘴。

10. 帮助建立喂母乳支持团体，并于产妇出院后转介至该团体。

——摘自《国民健康局母乳哺育网站》

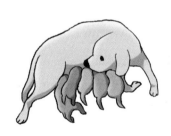

1989 年，世界卫生组织与联合国儿童基金会发表共同声明，建议全世界的妇产科机构都进行这十项步骤，而完全遵照此十项步骤的妇产科医院即符合"婴儿亲善医院"（BFH）认证。

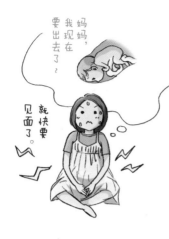

冥想放松分娩法

重视想象训练（贴近宝宝的心情），加深宝宝与妈妈情感的分娩方式。

自然分娩法

以瑜伽为基础的体操，培养肌力与感觉。生产时按照喜欢的姿势以及动作从头到尾都采用自然姿势生产。

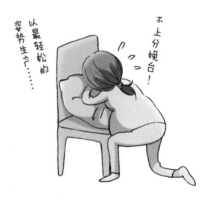

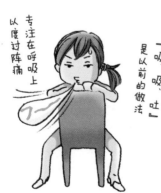

新的拉梅兹分娩法

自然地接纳生产过程，从头到尾都尽量放轻松。

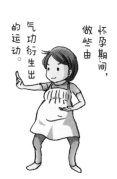

怀孕期间，做些由气功衍生出的运动。

⊶ 气功分娩法

以气功衍生出的动作及想象训练为主。

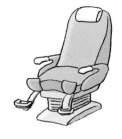

⊶ 坐姿分娩法

由于近年研究发现仰躺式的分娩台会造成分娩时的压力，因而发展出此种兼具便于进行医疗的分娩法。

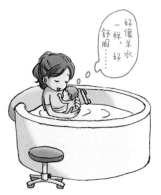

好像羊水一样，好舒服……

⊶ 水中分娩法

拥有专用水槽的妇产科医院不多，因此有些医院直接使用为了缓和阵痛的浴盆进行分娩。执行这种分娩法的医院，必须实施水质安全管理。

⊶ 乐得儿分娩（LDR）

阵痛（L）
分娩（D）
恢复（R）

此方式无需换病房，所有生产过程全都在一个房间内进行。

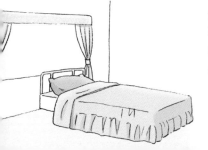

分娩过程在个人病房中进行，因此费用较高，不过从住院起只需待在同一个房间里，无需由待产室移动到产房。另外，很大的一个好处是生产完毕后即可母子同室。

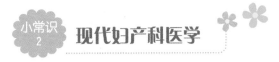

小常识 2　现代妇产科医学

日本的孕妇分娩死亡率，已经由 1950 年 10 万人中的 161.2 人，大幅缩减到 2009 年时的 4.8 人。主要原因可以归功于怀孕、分娩相关的医护人员对于"希望避免有人死于生产过程"所做的最大努力。

尤其是负责高风险孕妇分娩的大型医院医师，接生完毕后隔天还要回到一般业务上，医疗工作充满常人无法想象的辛苦（回家后一边吃饭一边打瞌睡的情况也屡见不鲜）。看了这个数字后，"希望做到安全生产"的愿望应该算是实现了。照理来说这是件好事，但是……

当人们不再见到、不再听说有人会因为生产而死亡后，"生产很安全"的想法渐趋普及，结果大家甚至开始认为"平安生产是理所当然的事"。几年前，我在一则妈妈死于分娩过程的报道上看到死者家属说："明明没有医疗疏失，怎么会死？"顿时内心五味杂陈。这句话，或许正好道尽了现在多数孕妇及其家人的心声。

尽管医疗再进步，也并不表示分娩这件事没有风险。我认为今后也不可能做到零风险。有些生命怎么样也救不回来。妇产科医生辛辛苦苦抢救生命，却在不幸无法救治时如果遭受责难的话，当然会灰心丧志、离开医院。事实上就有许多医院因为这样使得妇产科医生全数离职，到最后只好撤掉妇产科。这种"妇产科医疗体系瓦解"的情况，正在各地发生。

　　了解任务的繁重后，仍有年轻人志愿成为妇产科医生，因为新生命的诞生带给他们莫大的感动。另外，他们也有着"不能让孩子一出生就失去妈妈"这样的使命感。这份感动及使命感成为他们的动力。我相信他们今后仍会继续在这条路上全力奔走。

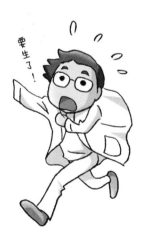

5

倾听身体的声音

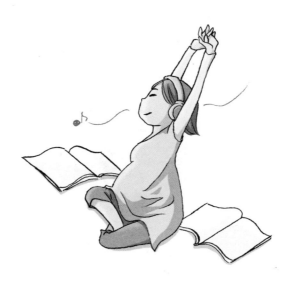

🍀 妈妈轻松的话，宝宝也轻松

想到肚子里的宝宝，一方面很开心，另一方面直到分娩之前也会不自觉就勉强自己做这个、做那个。

但是现在，你的身体不再只属于自己的，也是和宝宝共同拥有的，因此希望妈妈能更加爱惜自己的身心。

难受的时候，多接受亲友的支持也很重要。妈妈放松的话，宝宝也会放松，如此一来也能够减轻身体的不适。

过去不曾为自己考虑过、总是逞强的人，更应该趁这个机会放慢脚步，好好调养。

🍀 这样熬过孕吐

一旦怀孕，为了培育宝宝，身体会出现各种变化。其中之一就是孕吐。孕吐和荷尔蒙改变有关系，不过一般来说，多数人在怀孕四个月左右，身体逐渐习惯后，孕吐的症状就会慢慢改善。

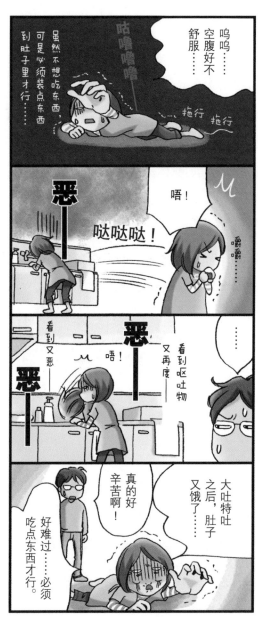

有的人完全不会孕吐，但也有人孕吐的期间很长。有些人在生第一胎时孕吐严重，生第二胎却几乎没有。有的人一吃东西就吐，有的人不吃点什么就恶心不舒服。出门或工作多半能够转换心情，不过也有人这样子反而更痛苦。

　　正因为每个人的情况不同，因此首先必须注意聆听自己身体的声音。孕吐严重或许表示身体正在告诉你"不要勉强自己"。想吃酸的东西或水分充足的食物，也表示身体现在需要这类食物。

　　孕吐期间每天摄取三餐，重点是以少量多餐的方式摄取水分与食物。比方说，事先做好小饭团，可以吃东西的时候再吃即可（但如果连水分也无法补充，而且体重严重减少时，则务必前往医院就诊）。

　　孕吐时，最基本的处理方法就是保暖。使用热感贴布、半身浴等也可以，总之手脚冰冷不好，因此注意身体（尤其是下半身）保暖，借

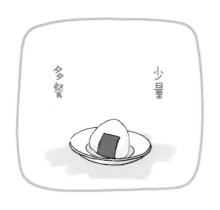

由调整状态的话，就能够渐渐改善孕吐的情况。孕吐持续不停止的话，就要注意是不是喝冷饮、食物以及穿衣让身体变冷。夏季时令的蔬菜、水果（小黄瓜、番茄、茄子、西瓜、香蕉等），饮料类的话如麦茶等，一般来说都会让体质变寒。也可采用搓揉手脚调整体温的方法，或是刺激穴道的指压法。

　　这段时期"想睡""倦怠""身体发热"等也多半是孕吐的症状之一。为了孕育一个生命，身体发生急速变化，因此怀孕初期身体不舒服时，请尽管放松。**这表示身体需要休息与睡眠，绝对不是懒惰。因此不妨试着将自己怀孕的情形告诉其他人，让别人能理解自己的情况。**

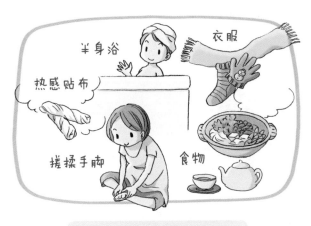

孕吐时，保暖是最基本的要求。

继续上班的女性可向公司请假接受产检，或是申请免除加班或重度劳动、错开通勤高峰时刻等。建议配合职场状况与公司磋商。无法取得公司理解时，可将医生的嘱咐切实告诉公司。

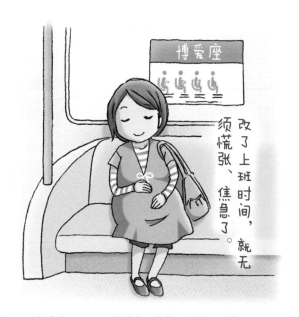

改了上班时间，就无须慌张、焦急了。

※ 可径自向公司、各都道府县的劳工局雇用平等室咨询相关问题或索取卡片。母子健康手册里也有附，可影印放大使用。另外，日本"男女雇用机会均等法"第9条禁止因为怀孕、生产、产假等理由遭到解雇或有不公平待遇。
（注：在中国，《劳动合同法》第42条规定，女职工在孕期、产期、哺乳期的，用人单位不得依照本法第40条、第41条规定解除劳动合同。第40条是劳动者非过失性情形解除合同，第41条是裁员解除情形。）

❀ 体重增加不是变胖

或许有些人觉得奇怪，明明生的宝宝只有 3 千克，为什么妈妈体重会增加 10 千克呢？这是因为除了宝宝之外，子宫、胎盘、乳房都会变大的关系。还要加上保护胎儿的羊水，以及为了应付分娩、哺乳，血液与皮下脂肪也会增加。**这种体重增加的情况绝对不是变胖，而是很自然且重要的变化。**

过去许多怀孕期间饮食没有节制、吃太多，但是最近反而食量小的人愈来愈多。体重过度增加纵然不好，但太瘦也令人担心。虽然从事"美孕检体操"（Maternity Bics）、瑜伽、游泳等的人渐渐增加，不过这些不是为了减重，而是为了适度运动。凡事过量的话，反而会造成身体负担。

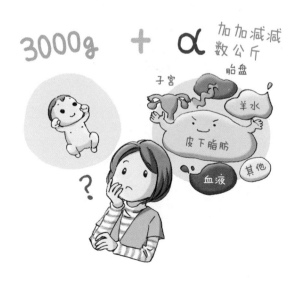

有的人会说："医生严肃交代体重不可以超过10千克。"但是，情况因人而异，最好视身体状况配合调整。

● 凡事超负荷，反而增加身体负担。

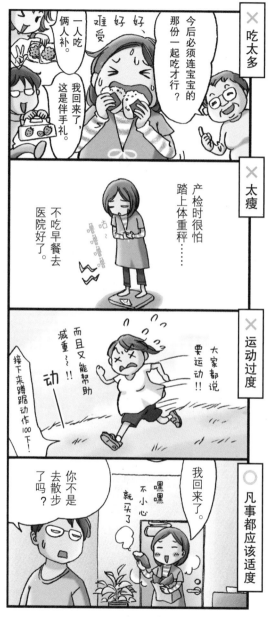

× 吃太多

今后必须连宝宝的那份一起吃才行？

好好、难受、一人吃俩人补。

我回来了，这是伴手礼。

× 太瘦

产检时很怕踏上体重秤……

不吃早餐去医院好了。

咕～噜噜噜噜

× 运动过度

大家都说要运动！！

而且又能帮助减重～？！！

动

接下来蹲踞动作100下！

○ 凡事都应该适度

我回来了。

嘿嘿不小心就买了。

你不是去散步了吗？

🍀 均衡的饮食

一般往往建议怀孕、哺乳期间最好要吃日式餐饮（注：此处指以米饭为主食的清淡少油的餐饮）。有些人会说："我就是爱吃点心类或比萨、汉堡！"**推荐吃日式餐饮，它最大的优点在于主食是米饭。**

米饭中不只含有能够转化为能量的碳水化合物，还有优质蛋白质。另外，因为脂肪少，单吃也是相当出色的食材。当作主食也可以抑制摄取过多配菜中的盐分、脂肪分量。**再加上米饭能够搭配许多料理，自然而然能够有均衡的饮食。**

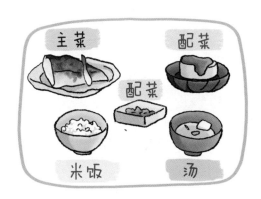

三菜一汤最理想

基本建议量是每餐"三菜一汤"，理想状态是白饭、汤、主菜（肉、鱼、蛋、大豆食品）一份、配餐（蔬菜、菇类、地瓜芋头类、海藻食品）两份，不过这样很难做到。或者也可改成料多的味噌汤，或是有众多蔬菜、肉类的卤味、火锅。只要遵照上述基本原则，调味稍微淡一点，就能养成对身体好的饮食习惯。

有人说，蛋类及乳制品会引起宝宝过敏，怀孕时最好避免摄入。但是这种预防方式没有充分证据证明，因此我们通常并不建议这么做。

一般来说，被认为对孕妇不好的东西（含大量添加物的速食食品、便利商店便当、功能饮料，汞含量高的鲸鱼、鲔鱼、金目鲷等），食用时必须注意分量。但是只要不是"大量摄取同样食物"或是"持续吃同样食物"，就不需要太过于神经质。

不要过分吹毛求疵，以喜欢的食材愉快地规划菜单，如今天来吃当季的鱼等等。或者偶尔以"宝宝想吃"为借口随心所欲地吃想吃的东西，我想也是身为孕妇的特权与幸福吧。

🍀 现在就动手打造能够顺产的体质

除了饮食之外，怀孕期间还必须进行适度运动。话虽如此，也不是什么特殊运动，首先最重要的是贯彻日常生活的各种动作。然后保持正确姿势，站立，走路，确实用上整个身体运动。

另外，如果身体柔软度佳，生产过程也较为顺利，产后也较容易有奶水。在此建议的动作是转动肩膀、四肢着地、转动腰部、原地踏步等。

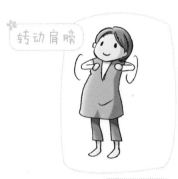

转动肩膀

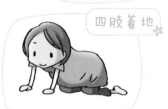

四肢着地

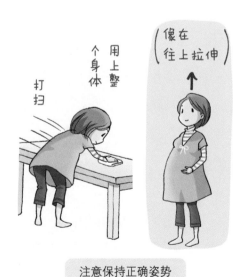

打扫

用上整个身体

像在往上拉伸

注意保持正确姿势

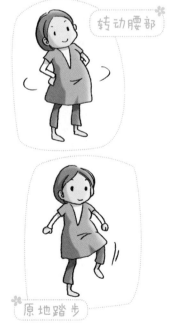

转动腰部

原地踏步

保持正确姿势、放松身体的伸展运动可在妈妈教室等场所体验，**但是最简单也最经济的方法是走路。**每天大约 30 分钟，或是每周一次，每次两小时，选择空气清新的路边散步即可。

怀孕是发生在自己身上的状况，而产后也需要臂力和体力才能够抱得动孩子，**因此现在就要开始锻炼身体，才能够迈向美满的生产、哺乳、育儿之路。**

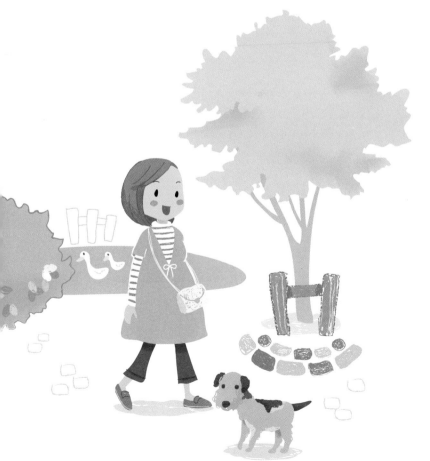

如何应对怀孕期的各种不安

肚子紧绷

多半在觉得疲惫、身体负担大的时候会感觉到。主要是因为子宫收缩时引起的疼痛,这一方面是为了生产的准备动作,但也可能是宝宝在告诉你:不要勉强自己。感觉不适时,务必好好休息。

切迫流产

听到这句话,孕妇可能会吓一跳,不过这只是表示有流产的危险,并非已经流产了。

药物、香烟、酒、咖啡因

有的人或许不晓得自己已经怀孕而吃了药或喝了酒。只要宝宝好好成长,基本上不用太过担心。

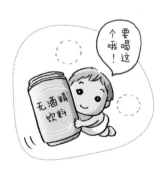

要喝这个哦!

无酒精饮料

只是正如前面已经提过的,今后这个身体不再只是自己的身体,放入嘴里的食物基本上也会进入宝宝的身体。孕妇喝酒的话,宝宝也在喝酒;孕妇吸烟的话,宝宝也在吸烟。从这个角度来说,对宝宝身体不好的东西,原则上要避免摄取。爸爸如果是个老烟枪，最好也能趁此机会戒烟或减少吸烟。

另外，我们已知香烟对于胎儿会产生不良影响，除此之外，喝酒也会影响到胎儿的发育。怀孕时因惯性饮酒所造成的先天性疾病称为"胎儿酒精症候群"（Fetal Alcohol Spectrum Disorder，简称 FASD）。目前医学上还不清楚"喝多少不要紧"的安全范围。旁人劝酒时，你或许觉得"只喝一点点没关系"，但不喝酒就能够百分百避免该种疾病的发生。

喜欢喝咖啡的人也要小心咖啡因。喝多了当然不好，不过一天只有一两杯的话，无须太过紧张。饭后一杯咖啡能够帮助缓解情绪。但是红茶、绿茶中也含有咖啡因，因此必须注意整体的摄入量。

切迫早产

怀孕 22 周以上、未满 37 周称为早产，几乎快要发生早产的情况称为迫切早产。医生一般会指示静养，但如果子宫收缩强烈的话，则需要住院打点滴。

对于宝宝来说，能够在妈妈肚子里成长到所需的天数相当重要，因此孕妇在日常生活中切忌过分勉强自己。

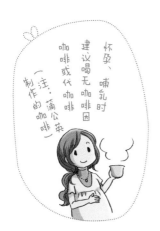

怀孕、哺乳时建议喝无咖啡因咖啡或代咖啡
（注：蒲公英制作的咖啡）

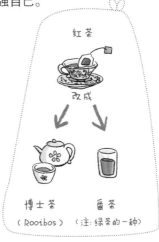

红茶
改成
博士茶（Rooibos）　番茶（注：绿茶的一种）

这时候要找个人商量！

怀孕伴随而来的身体变化往往会造成不安。这些变化多半不需要担心，但是最好事先确认哪些问题必须注意。

孕吐

反复呕吐，连喝水也吐的时候，担心可能发生"妊娠恶阻"的现象，请务必前往医院。

出血

怀孕期间出血的话，不管是初期、中期或后期请不要自己判断，必须前往医院咨询。

肚子紧绷、疼痛

紧绷情形严重时，如果身体躺下就能减缓症状则不用担心。但是如果感觉到与平时不同，或是"紧绷、疼痛逐渐强烈""有出血现象""伴随发烧"等情况的话，必须尽快就医。

"宝宝明明昨天还在动，今天却动也不动了。"有这种感觉时，宝宝可能是因为某些原因而衰弱，必须尽快就医。

头痛

长时间持续强烈头痛，或是眼睛不适、视力模糊，很可能是罹患妊娠高血压，必须检测血压。

早期破水

包裹、保护胎儿的部分是卵膜。"早期破水"（Premature Rupture of Membrane，简称 PROM）表示卵膜在阵痛前破裂，容易造成细菌侵入，相当危险。如果有非尿液的水状液体（羊水）流出时，必须尽快就医。

小常识 3 虽然短暂，但是确实存在过的生命

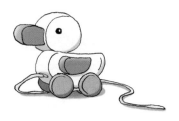

　　宝宝终于来到肚子里了。但有时候或许宝宝无法来到这个世界，可能会在肚子里死亡，这种情况称为流产或死产。

　　流产发生的概率约占 15%，并不算低。根据统计，2009年在日本怀孕 12 周以后自然死亡的胎儿有 12214 人，怀孕 22 周自然死亡的胎儿则有 3666 人。

　　流产发生的原因多半与受精卵本身有问题（例如染色体异常）或无法成长有关。我们以为胎儿能够健康长大是理所当然的，然而事实上当我们了解生命的诞生过程有多么复杂之后，反而会觉得胎儿能够顺利诞生才是不可思议的，甚至可以说整个过程随时有什么万一发生都不意外。

　　然而，流产的妈妈往往会责怪自己——"都怪我那时逞强才会这样""都怪我当时吃了这个"等。事实上正如我前面说

过的，流产的原因出自受精卵本身，因此多半没有办法预防。

但尽管如此，对于期待宝宝诞生的父母来说，流产仍然叫人十分难过。

有一本书叫作《诞生死》，由"因流产、死产、新生儿死亡而失去宝宝的父母协会"所著。所谓"诞生死"是根据"即使小生命在腹中死亡，我们的孩子也曾经来到过这个世界"的想法创造出来的新词汇。

时间虽然短暂，但是小生命确实曾经存在。这件事情必然存在着意义，启示我们生命的无常与尊贵。有些一闪即逝的小生命来到这个世界，或许只是为了告诉你：接下来有个孩子要诞生了，请保重身体。

失去孩子会悲伤是理所当然的，因此想哭的时候，尽管放声大哭。

另外，失去孩子的父母需要的不是"快点再生一个吧""别放在心上"或是"就算勉强生下来也活不久"等廉价的安慰。这种时候只要一句"你很难受吧"，陪伴他们一起悲伤，比什么都重要。

给准爸爸的一封信

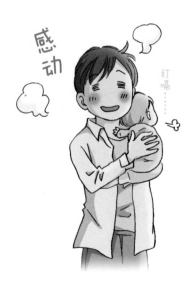

感动

打嗝······

一般而言，妈妈只要肚子里有宝宝，就会萌生身为妈妈的自觉。相反地，爸爸即使老婆怀孕了，也不见得会萌生做爸爸的自觉。

多半是等到宝宝呱呱坠地，生活突然变成以宝宝为中心，男人才会了解立场已经改变，逐渐产生做爸爸的自觉。但这中间已经有 10 个月的落差，因此夫妻之间必然有许多想法差异，妻子也会感到许多压力。

但是妻子成为妈妈的同时，丈夫也成了爸爸。即使身体里面没有宝宝，在心情上，只要能够与妻子的想法、步调一致，妻子也能安心，这也是成为妻子、孩子都深爱的爸爸的第一步。

接下来将谈谈妻子怀孕时，丈夫应该做的重点事情有哪些。

首先是停止吸烟等会伤害宝宝的行为。最重要的就是成为妻子的后援。

怀孕初期，妻子会孕吐、没有食欲、感觉身体沉重。到了后期则是肚子变大，行动不便，想要一个人处理事情也变得较为困难。

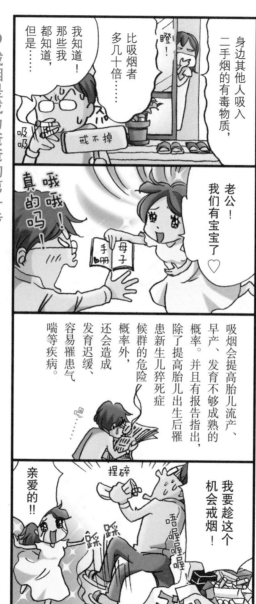

● 戒烟是成为爸爸的第一步

妻子为了生下你的孩子，几乎赌上性命。丈夫无法体会妻子生理上的痛苦，那么是否至少也应该在各方面协助妻子呢？

1♪ 支持妻子的六大重点

①了解怀孕的辛苦

搬重物、开车等过去原本轻松就能做得到的事情，现在却办不到。孕吐的时候甚至连做菜都难受。

除了身体之外，怀孕期间对于周遭事物都会变得较为敏感，因为一点小事就陷入低潮或烦躁，因此丈夫首先要了解妻子是如此的辛苦。

②说妻子"懒懒散散"是禁语

妻子的样子看起来懒散，事实上是因为行动困难的关系。不要对妻子说"你是不是该稍微做点家事呢"等否定意义的言论，这是支持妻子的基本原则。

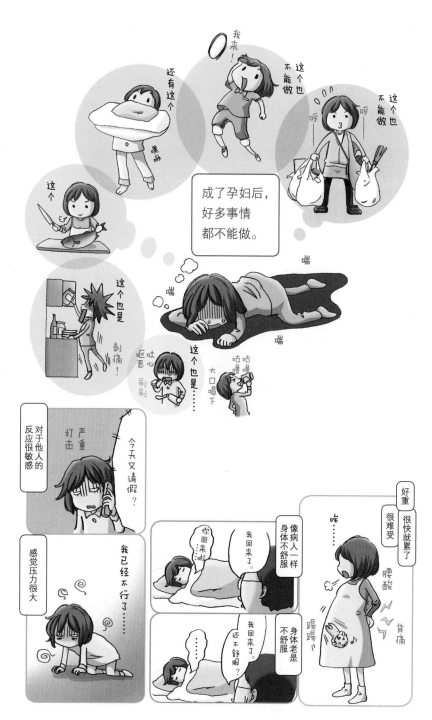

✕ 不懂妻子的辛苦，忍不住抱怨。

67

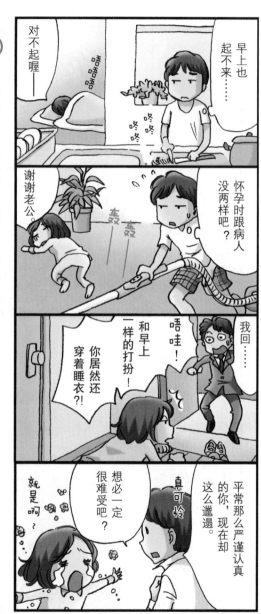

○ 了解妻子的辛苦，说些温柔的话语。

③尽量早点回家

　　每天半夜才回家的话，无法在行动上协助妻子。

　　公司虽然也有公司的情况，但只要能够表现出想要尽早回家的心意，也是能够成为妻子心灵上的支柱。

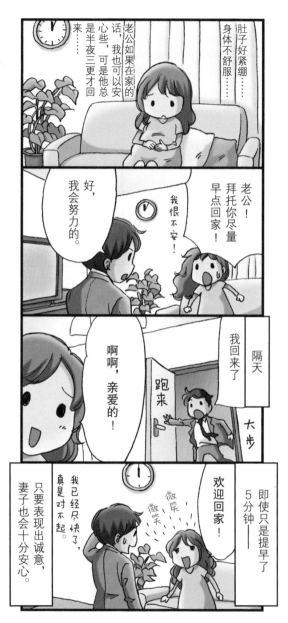

④重新分摊家务

主要有搬重物、打扫浴室等，除此之外，妻子做的家务还有煮饭、打扫卫生、洗衣服，如果已经有小孩的话，还要照顾小孩等。这也是重新分摊家务的好机会。

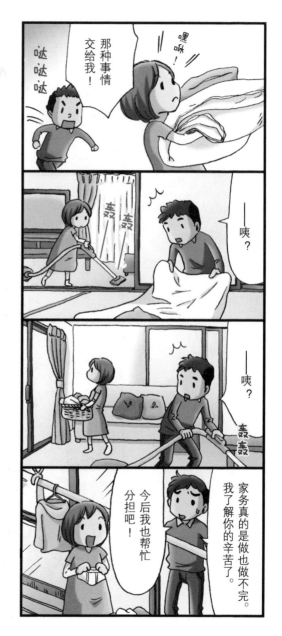

⑤按摩

怀孕会造成身体不舒服、腰痛等身体的变化。按摩能够让人身体、精神上都放松。

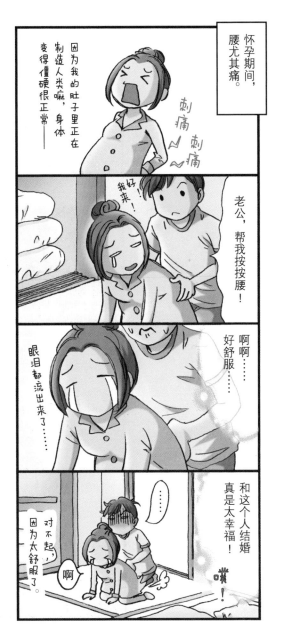

⑥倾听

不给答案也没关系，只要对妻子所说的话回答："这样啊""原来如此""真的很辛苦呢"，妻子也能够松一口气。

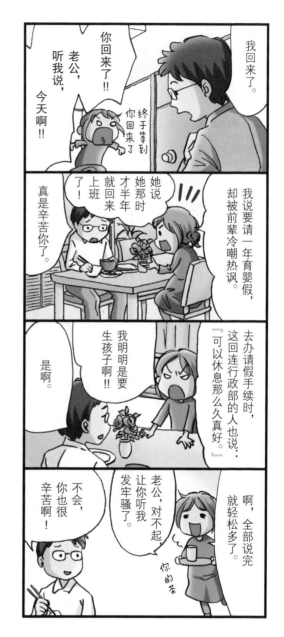

2♪ 最后王牌：有什么我能够做的?

尽管如此，毕竟丈夫没有实际生产的经验，因此不晓得自己该做什么好。我相信不少爸爸尽管有心，仍旧困惑着不晓得该怎么办。

不要紧，至少你可以这么说：

"我可以帮什么忙?"

"有什么我能够做的?"

简单来说，也就是，与其自己胡思乱想，不如直接问妻子。

而做老婆的，这种时候也不要客气，好好告诉老公你的想法即可。

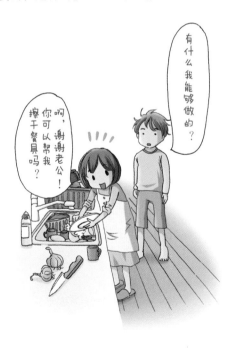

3♪ 如何养成当爸爸的自觉

①陪妻子产检
....

②参加准妈妈、准爸爸讲座
....

③听肚子里宝宝的心跳声或对宝宝说话
....

　　以这种方式培养与妻子同样的心情，度过怀孕期的话，生产完毕，男性也能够站在同样的起跑线上。

　　当今社会绝大多数都是小家庭，双方父母、亲戚、地区支援等的支持现在越来越少，支持妻子的只剩下丈夫。因此，现在正是丈夫更需要从妻子怀孕时就表现出积极态度的时代了。

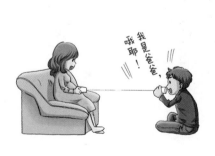

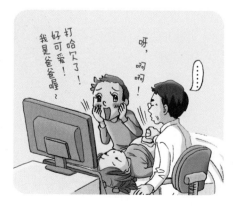

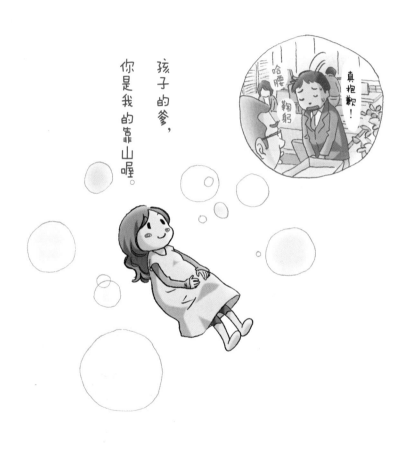

7

妈妈和宝宝从肚子里
培养的心灵联结

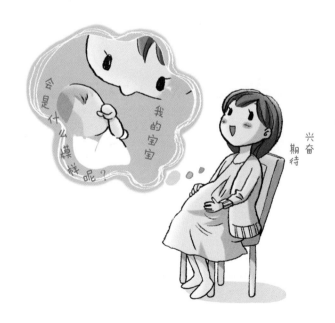

怀孕两个月时，原本只有一粒豆子大小的宝宝开始有了内脏、眼睛、嘴巴等器官。到了三个月时，已经人模人样了。最近，超音波检查相当发达，还能够看见宝宝在肚子里微笑的表情、咬手指的样子。

宝宝的眼睛虽然还看不见，不过怀孕到了七个月时，耳朵已经能够听见声音了。

❀ 生命教给我们的事

这个住在肚子里的生命教给了我们许多知识。

以这个意义来说，育儿是从宝宝住在肚子里时就已经开始了。

经验丰富的助产士表示，许多例子告诉我们，宝宝似乎会为自己选择出生的时间、想要遇见的人。比方说，有些宝宝的诞生仿佛算准了医生会来一样。另外还有些情况是，如果告诉宝宝，爸爸只有周末可以陪产哦。妈妈星期六晚上就会突然开始阵痛，星期天早上宝宝就能够在爸爸的见证下哭声洪亮地诞生。

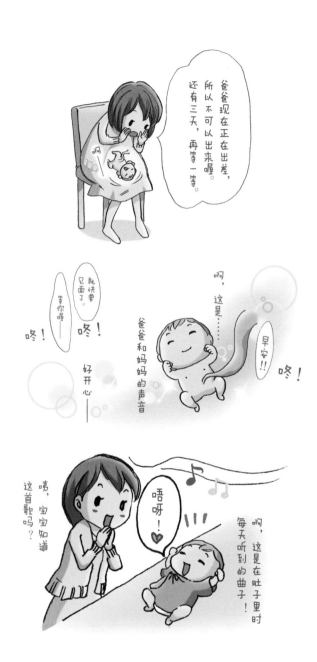

人们以为在肚子里的宝宝什么也感觉不到、没有自己的想法，**听了上述这些故事之后，才发觉心灵的联结似乎早已经存在。**

若是能够意识到这种眼睛看不到的联结，你会发现怀孕过程中的"和平常不太一样""有点怪怪的"等微小变化，宛如来自宝宝的信号。不停孕吐是宝宝在告诉妈妈身体有压力，经常踢肚子则是在说想要早点

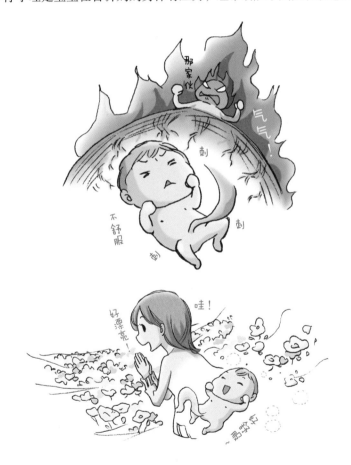

到外面去。而能够接收这些信号的妈妈的感觉，对于将来的生产、育儿相对来说非常重要。

但是，**也不用因此觉得此时妈妈的思考方式会决定小孩的性格，或是左右他的一生**。有些调查显示，性格形成有一半的原因来自天生，也就是说是由遗传所造成的。只要没有长期承受巨大压力，就不至于影响到肚子里的婴儿。实际上，就连在战火中出生的孩子们后来仍旧能够长成堂堂正正的大人。

关键在于，是否能够过上自己能接受的怀孕生活。

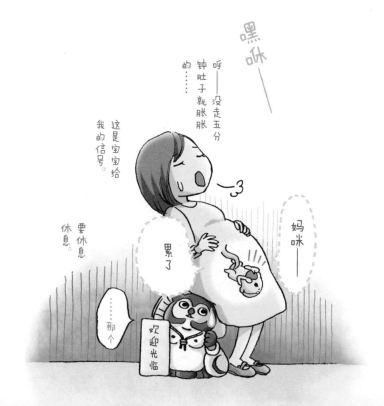

生活原本多少都带点压力。如果已经有一个孩子的话，有时还有育儿造成的烦躁。夫妻之间偶尔也需要吵吵架。怀孕时对于女性而言是压力相当大的事情，因此易怒、爱哭、不安而低潮也是理所当然的。而身为妻子的支柱，丈夫也不可能总是保持乐观开朗。

我认为夫妻之间与其忍耐、积怨，不如偶尔吵吵架、为育儿烦恼反而比较好。

✕ 以为小事情也会带给宝宝不良影响

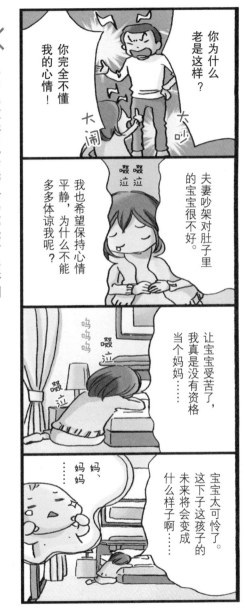

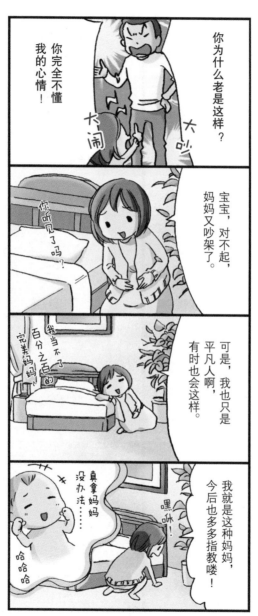

○ 接纳『一点点压力无可厚非』的想法

🍀 最好的胎教是让宝宝有自我肯定感

最近坊间充斥着各式各样的观点，如胎教可打造天才大脑、双语栽培等。家长忍不住也跟着焦虑，希望自己的孩子尽早开始。这种心态我能理解，但是就算不断播放英语、音乐 CD 给宝宝听，也不见得对宝宝有好处。

那么，什么才是最好的胎教呢？

我认为就和育儿一样，孩子成长最重要的基础，不是教养与念书，而是自我肯定感。

让在肚子里的宝宝能感受到这种想法：我的存在很重要、妈妈对于我来到肚子里感到很高兴等。

为此，你必须对宝宝说话，或是聆听宝宝的声音（胎动）。懂得珍爱宝宝，就懂得珍惜自己的身体。

其次，从宝宝还在肚子里的时候就开始建立母子之间的心灵联结。

这样建立起来的心灵联结，一定会在分娩后乃至一生，一直支持着孩子与双亲。

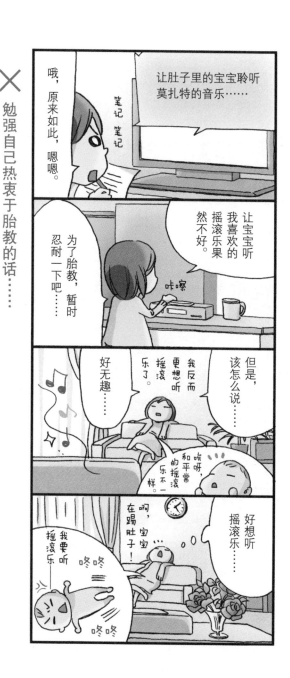

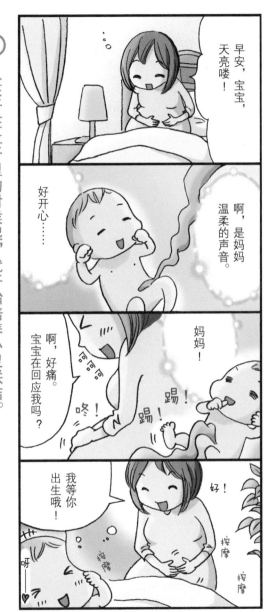

从孩子在肚子里的时候起，就开始培养心灵联结。

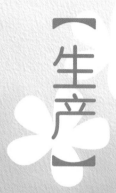

【生产】

外面是什么样的世界呀?
远处传来爸爸和妈妈的声音。
想到有人在等我,
觉得好期待哦。

好像有人在对我说:
"快点出来吧!"
往那道光前进就对了吧?
请您好好看我这辈子第一次的努力。
然后记得紧紧抱住我,说:"你好棒!"

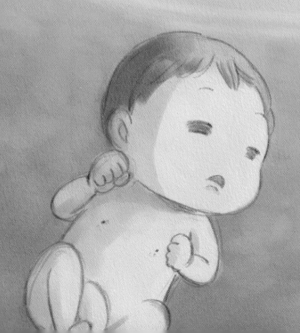

外头的光线好刺眼，
感觉到的风好冷，
可是我看见最爱的妈妈了。

能够见到您真是太好了！
谢谢您生下我。

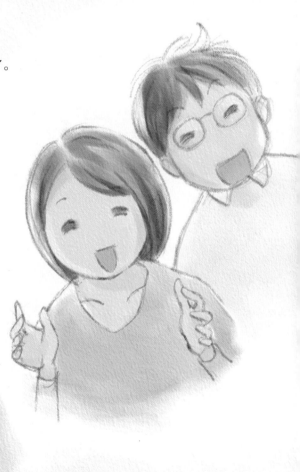

8

就快生产了，
如何迎接宝宝诞生？

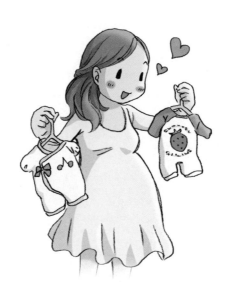

🍀 住院、出院的准备
工作不用着急

　　愈到生产前夕，孕妇
愈是容易为了准备住院而
心慌。读过育儿杂志等之
后，你可能认为需要准备
的物品很多，事实上派不
上用场的东西、生产后就
会有人送的也不少。听过
有经验的前辈的意见，确
认哪些东西真正需要，才
是聪明的做法。

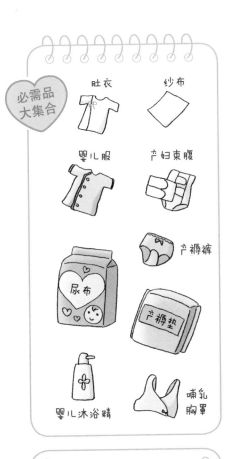

必需品
大集合

肚衣　　　纱布

婴儿服　　产妇束腹

产褥裤

尿布

产褥垫

婴儿沐浴精　　哺乳胸罩

许多书籍详细罗列了生产必须准备的物品，但并非全部都需要。生产完毕后如果需要的话，多半仍来得及置齐。

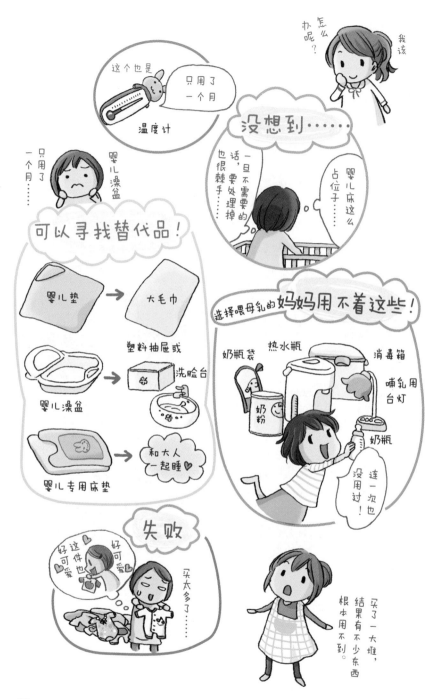

❀ 如何陪产？

即将临盆之际，最想知道的就是是否要陪产。最近似乎有将近九成的产妇希望陪产，但是考虑到丈夫的工作等问题，实际上能够陪产的大约只有六成。

阵痛时间长的孕妇，一般必须一个人待在待产室里。但是如果孕妇要求的话，可由伴侣或家人陪伴。如此一来，分娩时也能稍微轻松些。人生中并没有太多机会能够这样与人分享诞生的感动。

但是"陪产"的问题不在于分娩时丈夫是否在场，更重要的是怀孕期间，丈夫如何陪伴妻子与腹中的宝宝。

从这个角度来说，陪产应该从妻子怀孕就开始了，因此即使丈夫因为工作的关系，无法到场陪产也没有问题。

面对陪产 丈夫们的真心话

会见血吗？……

感觉似乎很可怕……

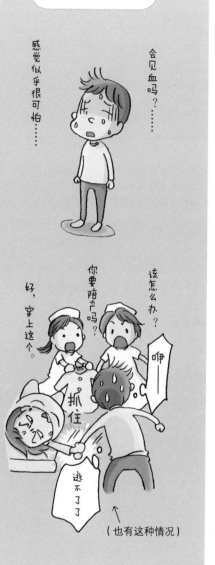

该怎么办？

你要陪产吗？

好，穿上这个。

呸—

抓住

逃不了了

（也有这种情况）

面对陪产 妻子们的真心话

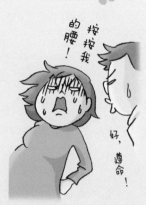

按按我的腰！

好，遵命！

可以对老公提出不敢对助产士说的要求。

一个人的话，会很不安。

只要老公在身边，就能够安心……

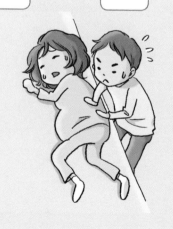

92

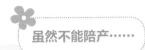

虽然不能陪产……

虽然希望他能够陪在我身边，但只要他能够当个好爸爸，我就心满意足了！

老公虽然不能陪产，不过当他看到宝宝的那一瞬间，已经露出爸爸的神情。

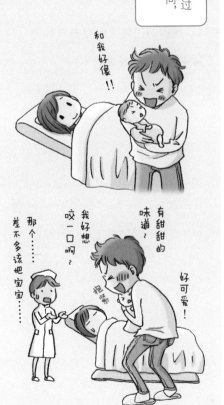

和我好像！！

有甜甜的味道～

我好想咬一口啊～

好可爱！

抱歉

那个……差不多该把宝宝……

陪产完毕后

看到老婆和孩子努力的样子，好感动！

我愿意用我的生命守护这孩子！

听到婴儿哇哇大哭的声音，眼泪都流出来了。

当妈妈的真厉害……

带来的毛巾只用来替自己擦汗。

准备的茶水也都给自己喝。

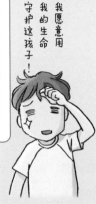

93

对于父母来说，再没有什么能够比得上第一次抱自己孩子那一瞬间的感动。

"宝宝乖，辛苦你了。"从共同体验诞生的喜悦那一刻起，夫妻两人的育儿之路也随之开始。

孩子出生后，有一件事情希望新手爸爸务必做到。

那就是，你一定要开口说出：见到不是别的任何人而是自己的孩子时的喜悦，还有对妻子赌上生命生下孩子的慰劳与感谢。

这些话，妻子肯定一辈子也不会忘记。

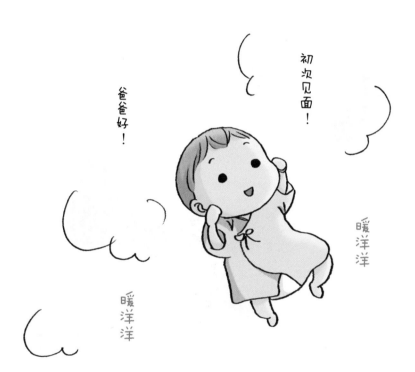

这样子熬过阵痛

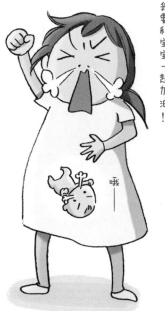

我要和宝宝一起加油！！

哦——

🍀 生产演练

"预产期"只是参考，预产期之前的三个星期、之后的两个星期（指怀孕 37 周～42 周）称为"满月产"。听到"还没有生吗？"就会有压力的人，可以试着告诉亲友晚几天的版本。

你或许担心时间拖得越久，宝宝变得越大恐怕会难产，事实上只要母子都很健康的话，用不着担心。宝宝自己会估算最好的出生时机。**你只要接受产检，安心等待即可。**

好，差不多该进入生产阶段了，但是你不晓得阵痛会在什么时候、从哪里开始。有些人在阵痛发生前的两三天会出现征兆，也有些人在即将阵痛之前会不断排出软便，这些都是可供参考的准则之一（先发生破水的话，可参考前文的"早期破水"）。

● 有时会在阵痛发生的两三天前出现征兆

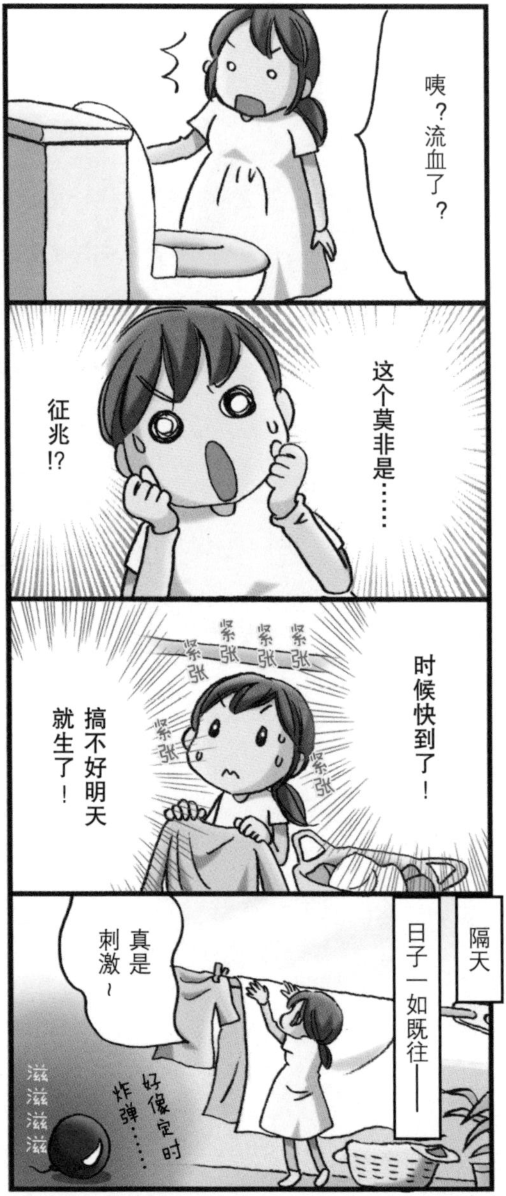

咦？流血了？

这个莫非是……

征兆!?

时候快到了！

紧张 紧张 紧张 紧张 紧张

搞不好明天就生了！

隔天

日子一如既往——

真是刺激~

好像定时炸弹……

滋滋滋滋

阵痛刚开始时类似生理期疼痛或肚子紧绷的闷痛，有些没有警觉，结果最后变成动弹不得。只要有不同于平常的疼痛发生，务必先打电话向医院询问。基本上，第一次生产的孕妇大约每隔五分钟，有过生产经验的孕妇则大约每隔十分钟就感觉疼痛时，则必须前往医院（阵痛的疼痛方式及生产之前的过程因人而异，以上提出的时间仅供参考）。

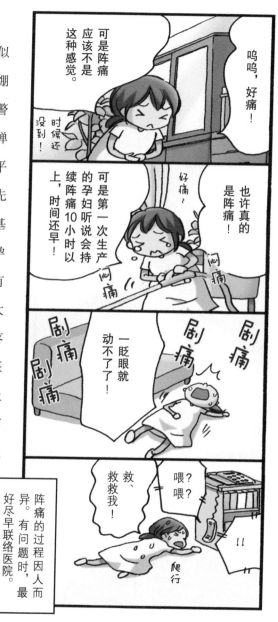

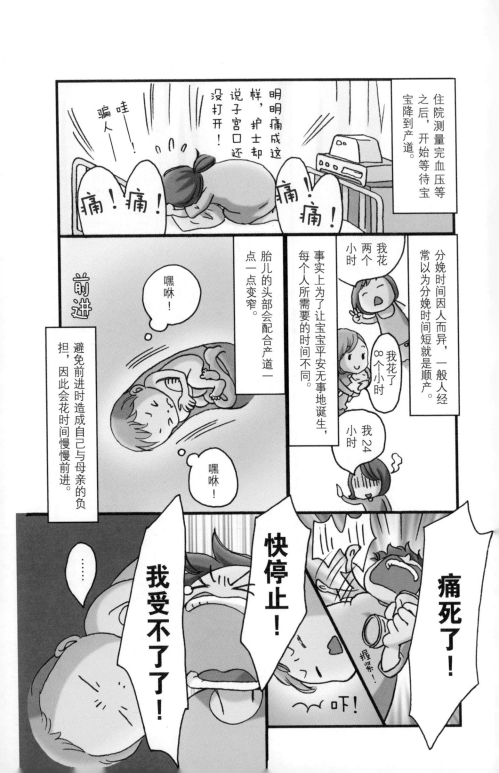

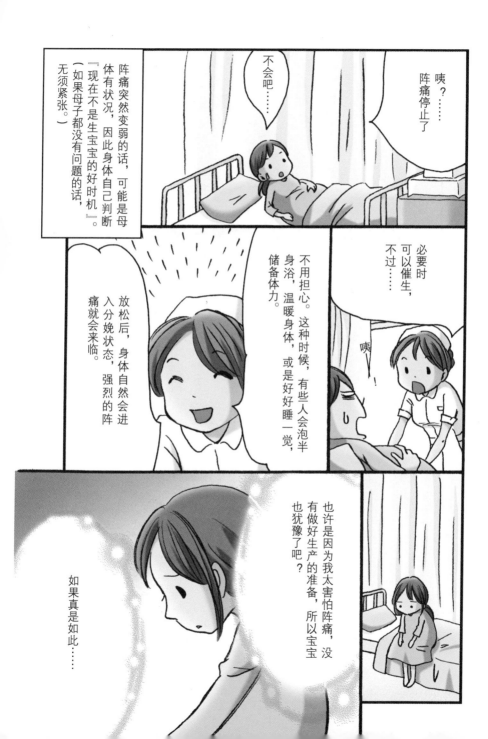

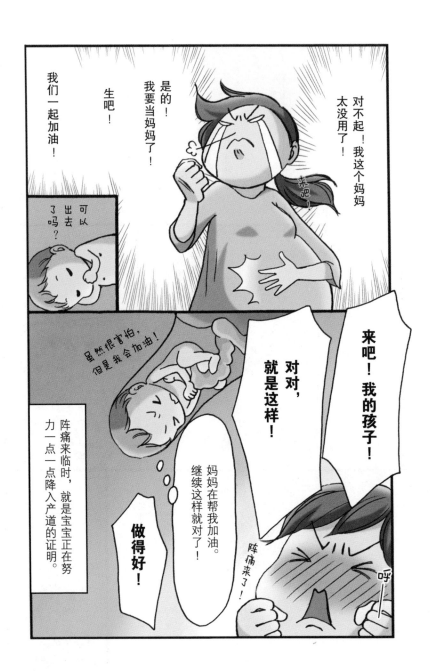

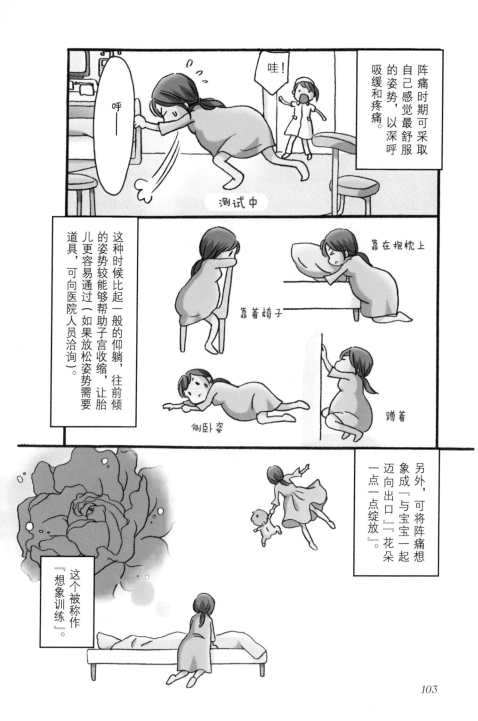

阵痛时期可采取自己感觉最舒服的姿势，以深呼吸缓和疼痛。

哇！

呼——

测试中

这种时候比起一般的仰躺，往前倾的姿势较能够帮助子宫收缩，让胎儿更容易通过（如果放松姿势需要道具，可向医院人员洽询）。

靠着椅子

靠在抱枕上

侧卧姿

蹲着

另外，可将阵痛想象成『与宝宝一起迈向出口』『花朵一点一点绽放』。

这个被称作『想象训练』。

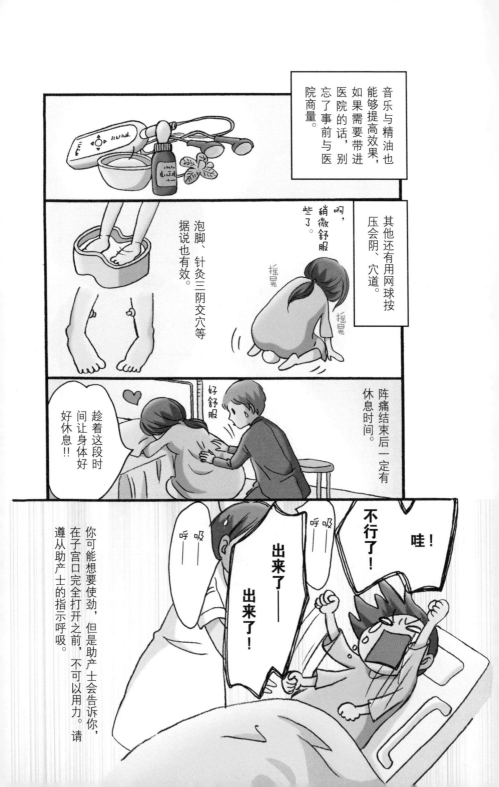

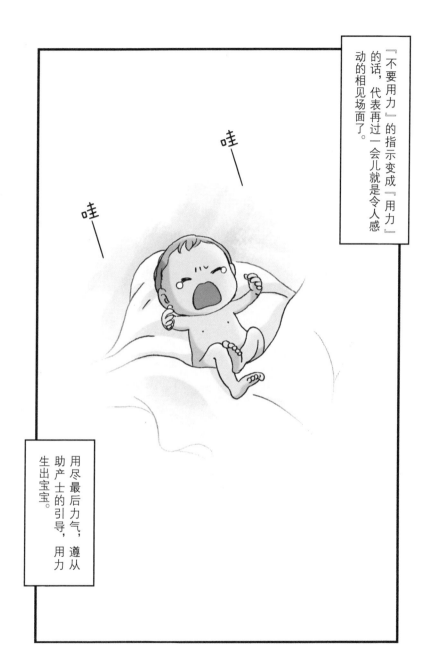

『不要用力』的指示变成『用力』的话，代表再过一会儿就是令人感动的相见场面了。

哇——

哇——

用尽最后力气，遵从助产士的引导，用力生出宝宝。

了解宝宝的辛苦正是育儿的起点

在镇痛的过程中，宝宝也忍受痛苦努力着。为了能够顺利让头部先出来，宝宝的下巴贴着胸口，让头骨稍微叠合在一起，拼命旋转推进。头部紧扭的姿势就像在扭毛巾一样。

妈妈若感觉到 50 秒的疼痛，宝宝也感觉到 50 秒的疼痛。如此反复进行，并且一步步在产道内前进。

宝宝呱呱坠地时，大家总会说："妈妈辛苦了！"妈妈当然辛苦，但是宝宝也同样辛苦。

生产在某种意义上等于是妈妈与宝宝这辈子的第一次合作。

有第二个孩子生育经验的妈妈说："生第一胎时，阵痛很厉害，生第二胎就轻松很多！"这句话当然有着对于协助分娩的人们的感谢之意。

但是，一位助产士温柔地告诉她："那是因为前一个孩子历经痛苦，帮你做了一条宝宝的通道。"

"我从来没有想过这一点。在我痛苦的时候，那孩子也同样感到痛苦，是吗？他或许默默忍耐了许多事情……回家后，我一定要用力抱紧他，对他说声'谢谢'！"

助产士接着说："那位妈妈后来小心翼翼捧起刚出生的宝宝，轻轻抚摸他的头，一边哭一边说：'我一直在等你喔。'这句话让我忍不住也跟着落泪。"

有人期待的宝宝是幸福的，宝宝也一直等待着与你相逢。

生产是无可取代的经验，能够亲身感受宝宝的努力，共享初次见面的莫大喜悦。即使是剖宫产也一样。当时体会到的"感谢你来到这个世界"的心情，将是往后漫长的育儿生涯最重要的起点。

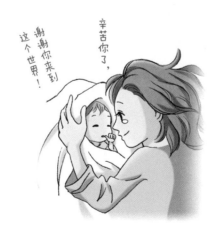

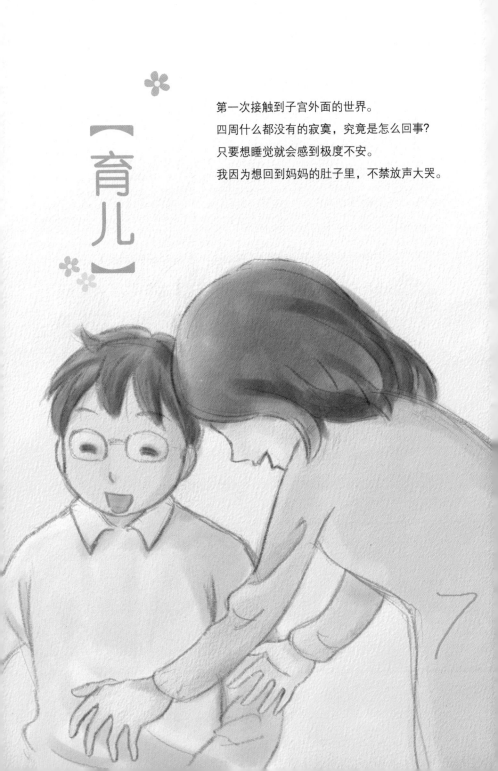

【育儿】

第一次接触到子宫外面的世界。
四周什么都没有的寂寞，究竟是怎么回事？
只要想睡觉就会感到极度不安。
我因为想回到妈妈的肚子里，不禁放声大哭。

"好乖好乖，你肚子饿了吧？"
"没关系，妈妈帮你换尿布哦。"
妈妈很快就来到身边，把我轻轻抱起来。
怀念的声音、气味，以及徐徐的暖意……
我因为这样而感到好安心，好安心。

对喔，不安的时候，
哭就可以啦。
这么做，
妈妈一定会过来把我温柔抱起来。

"宝宝的工作就是哭。"
爸爸笑着说。
造成妈妈的困扰，我也很难过，
但是只要一想到可以尽情大哭，
我就稍微松了口气。
妈妈，
感谢你总是愿意抱抱我。

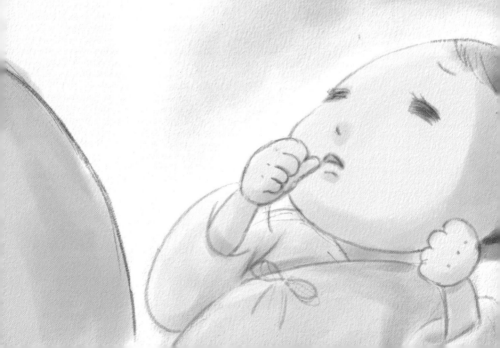

10

宝宝与生俱来的
美好能力

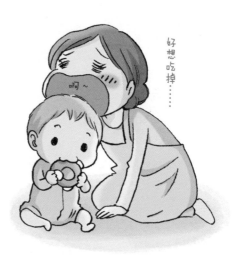

好想吃掉……

❧ 体型小，不等于没有力量

各位对于小宝宝有什么想法？

一个人就做不了什么事、凡事都要仰赖他人、没有生存能力？

然而，仔细观察后你就会发现，宝宝并非全然被动，他会根据不同要求改变哭声。一开始你不懂他为什么哭，但是相处越久，你逐渐能够判断这个哭声是因为肚子饿了，或是要换尿布，或是在撒娇。**宝宝虽然只会哭，却能够利用不同的哭法来表达自己的意见。**

微笑也是这样。两个月大的宝宝看起来好像在微笑，其实只是生理上的反射动作。只是父母亲一看到宝宝微笑，也会感觉很开心而跟着笑起来。看到父母亲微笑，宝宝会再度微笑。不只是父母亲单方面爱宝宝，宝宝也具有引出父母亲爱情的能力。

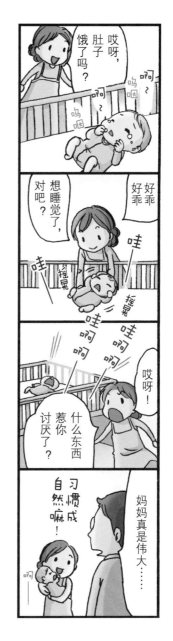

🍀 宝宝知道答案

　　有人说："出生之前很不安，不过宝宝告诉了我们什么才是必要的。"原因在于无论育儿书写了什么"该怎么做才好"的答案，事实上是现在在我们面前的宝宝最清楚。

　　宝宝开心时会笑，有什么事情会用哭泣告诉我们，他们不会像大人一样勉强装作欢笑，或者肚子饿时却忍耐。因此，只要宝宝一哭，就给他拥抱、安抚、喂奶、换尿布。每天做这些看似平凡无奇的举动，其实是在确实感觉与回应宝宝的信号，引导宝宝的成长。

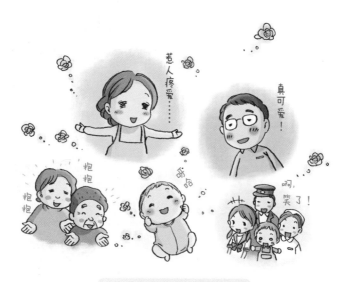

宝宝具有引出爱情的力量

而宝宝拥有的"引出自己所必需之行动"的能力，不只作用于妈妈身上，也能对所有人产生作用。

了解这种力量的话，就会明白比起任何指南或亲友意见，**育儿最重要的是"看着此刻在眼前成长的宝宝"**。

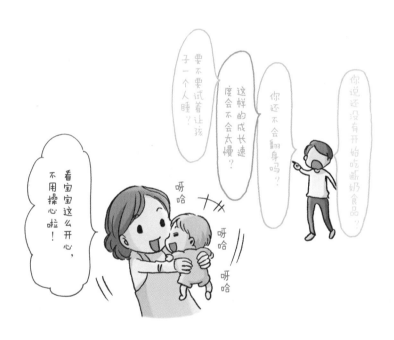

11

宝宝哭个不停该怎么办?

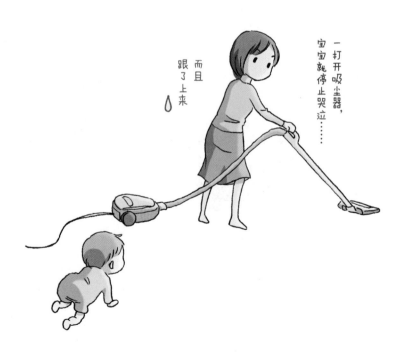

一打开吸尘器,
宝宝就停止哭泣……

而且
跟了上来

育儿种种辛苦之中最累人的情况就属"宝宝哭个不停了"。

有时抱起宝宝，他却背对着你像是在生气，或是以为宝宝已经睡着了，却又因为小声响而醒来、哭泣……

尤其是刚生产完的女性，很容易受到宝宝的哭声影响，而宝宝半夜一哭，妈妈就会连忙起床，爸爸却毫不在意地继续睡。

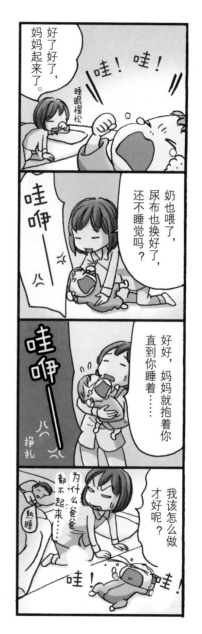

🍀 是不是每次宝宝一哭，就给他喂奶？

宝宝一哭，妈妈首先想到的就是宝宝肚子饿了。

但是，这里有一项有趣的实验。20 世纪 60 年代，科学家以必须靠试管摄取营养的生病宝宝为对象，进行"宝宝哭的话，就以试管喂奶，直到吃饱为止"的实验。**结果出人意料地，这些宝宝即使吃饱了，也没有停止哭泣。但是只要一抱起他们，就算是肚子很饿、等着喂奶，也会停止哭泣。**

宝宝对于肌肤接触与安全感的需求，远远比我们想象得还要多。

然而，每次只要宝宝一哭，就有不少父母亲还以为是喝奶不够而喂奶。如此一来反而让宝宝的胃变得不舒服，宝宝仿佛在说："快想办法处理啊！"更加哭个不停。因此在喂奶之前，确认宝宝的肚子是否鼓胀、是否有打嗝是很重要的。

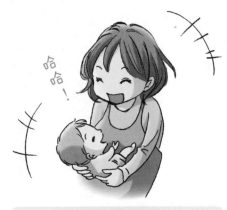

宝宝对于肌肤接触与安全感的需求，
远比我们想象得还要多。

❧ 担心养成"爱抱抱的坏习惯"是错误观念

有些人认为："我了解安全感的重要性了，但是每次宝宝一哭就抱起来的话，会宠坏孩子，害他无法独立。"也就是担心会养成爱抱抱的坏习惯。其实抱抱根本不会带来任何不良影响。

独立的反面的确是撒娇，但事实上撒娇对于独立来说是不可或缺的。人类的宝宝与其他哺乳类不同，出生后一年之内还无法生存。宝宝唯一能够用来表达自己的方式就是哭。利用哭的方式叫来妈妈，借此获得温暖的怀抱，宝宝的安全感才能够因此满足。

充分依赖以获取安全感，下一步宝宝开始感觉到这样的世界的不便，因此而产生"我要靠我自己！""讨厌这样！"的心情。这就是独立。然而，独立的世界虽然自由，同时也是个不安的世界。这种不安一旦太过强烈，宝宝就会对爸爸、妈妈撒娇。

孩子以这种方式往来于依赖及独立的世界，同时逐渐独立自主。

因此，如果没有能让宝宝充分撒娇、让他们获得安全感，宝宝就无法迈向独立的世界。宝宝想要妈妈却屡屡得不到回应时，几次下来就会变得没有安全感。**"撒娇的人才能独立"，"抱抱是通往独立的路径"**，这些是目前专家们所推论出来的正确认知。

但是，现在的祖父母一辈在养育爸爸、妈妈时，正好是"不可以养成爱抱抱的坏习惯"这一观念的全盛期。"孩子哭了也不能抱""哺乳要按照时间，不可以一哭就喂奶"等称为"强迫独立法"的育儿方式从美国传入亚洲。可是后来美国人自己否定了这种育儿方式，然而这方面的消息却没有及时地传到亚洲来，因此现在仍有不少人抱着旧观念。

现在提倡"不要害怕养成爱抱抱的习惯，尽量多抱抱孩子"。希望妈妈们别在意周围亲友的意见，可以对自己所拥有的正确知识有信心。

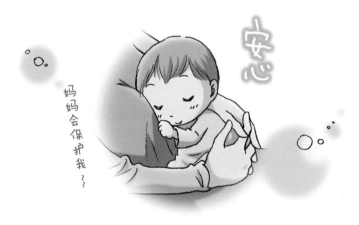

会撒娇的孩子才能独立

❀ 偶尔让宝宝放声大哭也很重要

那么，是否好好满足了宝宝的要求，他就会总是很开心而鲜少哭泣了呢？不尽然。诚如"宝宝的工作就是哭"这句话所说，无论妈妈多么完美，宝宝仍旧会哭。因此妈妈听到宝宝哭也无需自责，更没有必要为了让宝宝分分秒秒不哭，甚至连厕所都没办法去。

哭泣的用意一方面是传递信号，另一方面也是为了表达情感。宝宝巧妙地利用哭泣消除愤怒与悲伤。因此，有时让宝宝狠狠大哭也很重要。如果这时怒斥或者丢着宝宝不管，企图阻止他继续哭，只会让宝宝失去消除情绪的方法。**最好的做法就是"倾听宝宝的情绪，让他哭"。**

大人有时也会因诸多压力而感到郁闷，如果能够在有共鸣的人面前放声大哭，心情也会跟着好转。

较敏感的孩子有时会因为体贴父母而在不知不觉间踩刹车，扼杀了想要撒娇的心情。这种时候，紧紧抱住孩子，注视他的眼睛，问他："怎么了？发生什么不愉快的事了吗？"孩子一开始或许会面无表情，或是愤怒躁动，但是别放手，紧紧抱住他，**如果孩子能在你怀中狠狠大哭发泄的话，刹车自然会解除。**这种时候，妈妈跟着孩子一起哭也没关系。

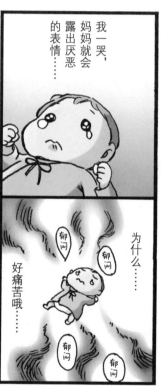

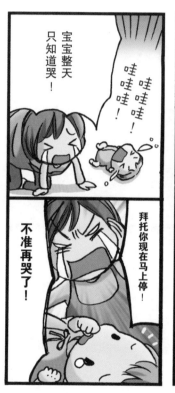

● 如果宝宝想哭的心情不被接纳……

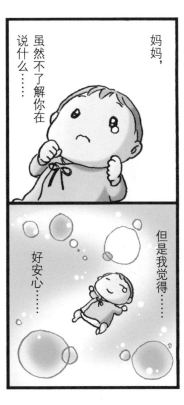

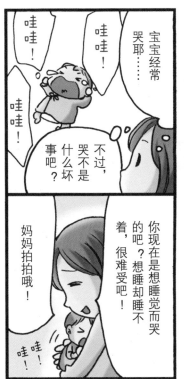

● 如果宝宝想哭的心情被接纳了……

妈妈,

虽然不了解你在

说什么……

但是我觉得……

好安心……

宝宝经常

哭耶……

不过,哭不是什么坏事吧?

哇哇!

哇哇!

哇哇!

你现在是想睡觉而哭的吧?想睡却睡不着,很难受吧!

妈妈拍拍哦!

哇哇!

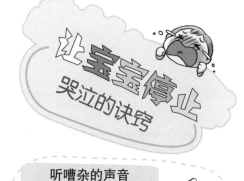

让宝宝停止哭泣的诀窍

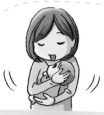

抱着摇晃
（让宝宝听心跳声）

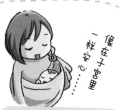

使用育儿袋
或背带

听嘈杂的声音

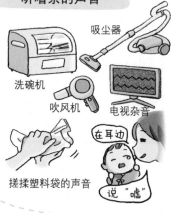

吸尘器

洗碗机

吹风机

电视杂音

搓揉塑料袋的声音

在耳边

说"嘘"

母乳、牛奶、茶

奶嘴

听音乐

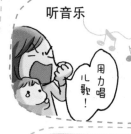

用力唱儿歌！

唱歌

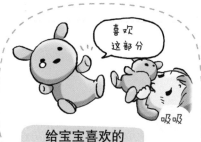

喜欢这部分

吸吸

给宝宝喜欢的
毛巾或玩具

抚摸胸口或额头

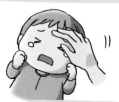

摸摸眉毛

122

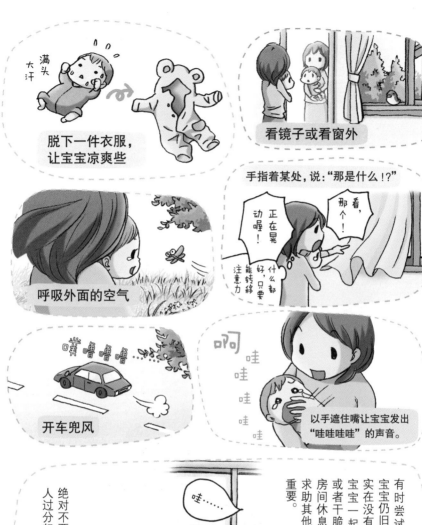

满头
大汗

脱下一件衣服，
让宝宝凉爽些

看镜子或看窗外

呼吸外面的空气

手指着某处，说："那是什么!?"

正在晃
动喔！

看，
那个！

什么都
好，只要
能转移
注意力

开车兜风

啊
哇
哇
哇
哇

以手遮住嘴让宝宝发出
"哇哇哇哇"的声音。

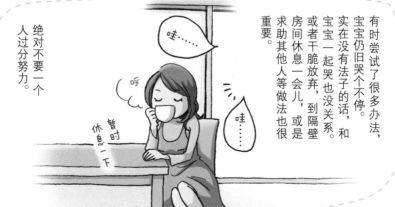

哇……

呼

暂时
休息一下

哇……

绝对不要一个
人过分努力。

有时尝试了很多办法，
宝宝仍旧哭个不停。
实在没有法子的话，和
宝宝一起哭也没关系。
或者干脆放弃，到隔壁
房间休息一会儿，或是
求助其他人等做法也很
重要。

123

12

帮宝宝说出来
——言语育儿法

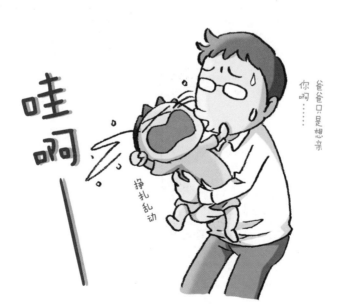

接下来的重点是，大人要理解宝宝的情绪并对他说话。

比方说，换尿布时宝宝大便了，这时可以说："你拉了好多大便喔，一定很不舒服吧？我现在帮你清理。"诸如此类；或者是宝宝哭泣时，抱着他，说："宝宝觉得孤单了吧，妈妈已经来喽。"

人们总以为在宝宝还不会说话时，对他们说话没有意义，但是正如前面所说，**替他们说出"不舒服""寂寞"等负面情感相当重要。**

听说现在的小孩不擅长表达自己的情绪，因此他们采取什么方式表达呢？以头痛、腹痛等身体症状，或是突然发飙、拔自己的头发等行动表达。演变到这种地步，往往正是因为他们无法用言语好好表达心情的缘故。

因此，**能够用言语表达自己的心情，尤其是负面心情非常重要。**首先，大人必须了解宝宝的心情，把宝宝的心情说给宝宝听。在这个过程中，宝宝会逐渐记住表现情绪的词汇。我希望各位能明白，这样的"言语育儿法"是从婴儿时期开始的。

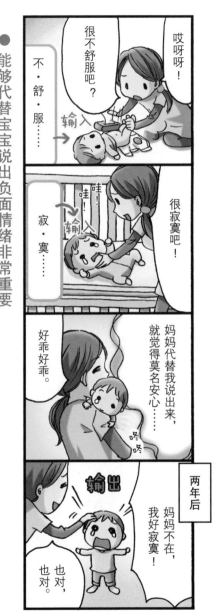

能够代替宝宝说出负面情绪非常重要

妈妈别忍耐，偶尔也依赖一下亲朋好友吧！

我相信各位之中一定有些人是"我的成长过程连负面情绪也必须尽可能藏在心里"吧？这种人应该是父母、亲友口中"照顾起来不费事的好孩子"，对吧？

这种类型的人一遇到宝宝哭个不停，或是宝宝稍微大一点就撒泼耍赖、不听话等情况时，大概相当困扰。如果情况持续恶化，甚至可能出现"我明明已经很忍耐了""为什么只有你可以这样"等类似吃醋的情绪。

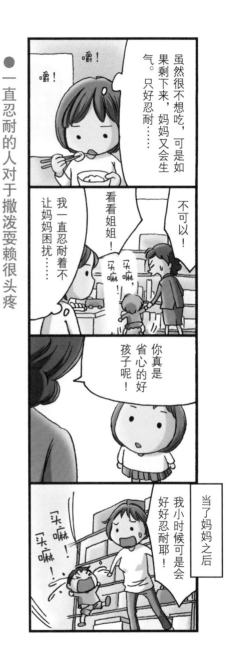

一直忍耐的人对于撒泼耍赖很头疼

虽然很不想吃，可是如果剩下来，妈妈又会生气。只好忍耐……

嚼！
嚼！

不可以！

看看姐姐！我一直忍耐着不让妈妈困扰……

哭嘛，哭嘛

你真是省心的好孩子呢！

当了妈妈之后

我小时候可是会好好忍耐耶！

哭嘛！哭嘛！

127

于是你忍不住想说："你必须更加忍耐！"

可是，我希望各位想想。宝宝以哭泣、发脾气表现也是相当自然的事，并非任性。事实上你不也是希望更加表现出自己的情绪吗？你如果发现"仔细想想，我也想要表达自己的心情，希望能够有人注意""没有人在意真的很孤单""我应该要多多撒娇"，正视并接受自己过去的伤痛，得到抚慰治愈的话，或许也能够逐渐了解宝宝的自我主张。

在孩提时代自己的心情能够得到表达和接纳的孩子，懂得珍惜自己。懂得珍惜自己的孩子，也一定能够懂得并珍惜他人。

不擅长对人撒娇的妈妈在这种时候更应该坦率表达自己的心情，告诉亲友："我累了，需要帮助。"以体验有人支持的安全感（身边如果没有人能够表达，可咨询各地方政府、乡镇公所，询问新生儿照顾相关事宜）。

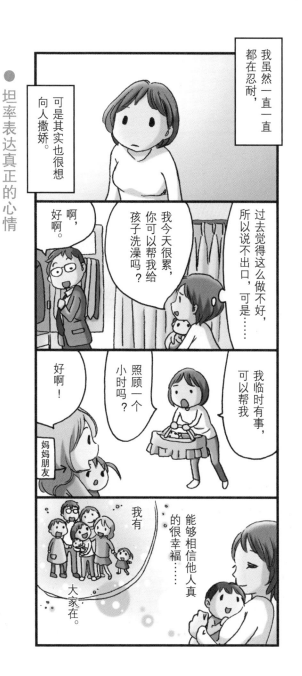

坦率表达真正的心情

129

喂母乳，保护妈妈和宝宝

（育儿烦恼 Q&A）

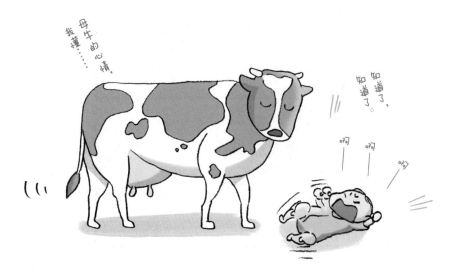

A. 不要紧，最重要的是选择适合自己的方法。

哺乳类动物的宝宝打从出生开始，本来就只靠母乳长大。人类也一样。**日本原本也是母乳哺育的国家，到处都能看到哺喂母乳的景象，看别人怎么做就能学会哺喂母乳。**但是奶粉在战后进入日本，自 20 世纪 70 年代开始普及（大约是现在的祖母辈养育小孩的时期），只喂母乳的比例甚至降至 20% 以下。因此刚开始哺喂母乳的时候需要妇产科医院的协助。世界其他国家也是如此，政府全力支持母乳喂养的地方，哺喂母乳的比例正在切实地增加。

问题在于有些人一开始或许很顺利，有些人则不然。有时生产的过程、宝宝的状态、亲友对于母乳的了解等都会造成差异。

母乳哺育的情况因人而异。有时指导者告诉你："请这样做。"但是对于妈妈和宝宝而言，也许另一种做法比较适合。因此第一步要做的就是重视自己的感觉，比起理想或者标准，适合自己的方式才是最好的。

我希望各位能明白，无论喂母乳或奶粉，与宝宝接触、母子一同度过幸福的时光，这种精神层面的满足比什么都重要。

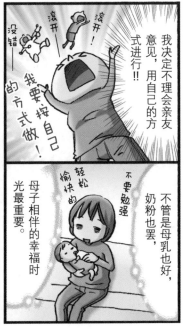

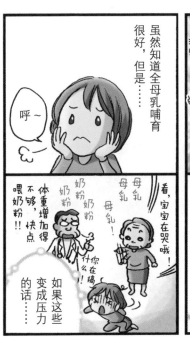

● 用自己的方式哺喂母乳

Q. 担心母乳分泌是否充足?

A. 或许只是"感觉母乳不足",而非真的不足。

妈妈感觉母乳不足的原因在于"宝宝经常哭""哺乳没有间隔""体重增加太少""没有胀奶"等。另外也有可能是因为亲友说"母乳是不是不太够"而失去信心。

但这些情形其实并非母乳真的不够,多半只是"感觉"母乳不足罢了。

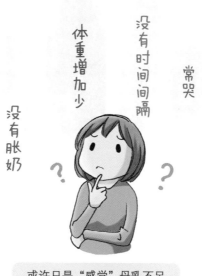

或许只是"感觉"母乳不足

·宝宝经常哭

　　宝宝一有需要就喂奶。虽然我们常听到"每隔三小时喂一次"，事实上没有必要坚持。配合需求哺乳，乳房自然就会制造宝宝需要的奶水分量。

　　再说，哭泣不见得是肚子饿。有时宝宝也会因为无法打嗝或放屁，而不舒服、哭泣。另外，也可能想要抱抱、想多玩一会儿、想要去外面。**出生一个月后，可开始尝试带宝宝出门。**一开始可以抱着宝宝到阳台上、在住家附近散步，或是看看在公园或幼儿园里玩耍的小朋友。如果住家附近有育儿支援中心的话，也可以带宝宝前往。宝宝和妈妈也可趁此机会转换心情。正因为是特别容易窝在家里的时期，所以才更应该出门看看。

·哺乳的时间没有间隔

　　有些宝宝一开始每隔 30 分钟喂一次，也有不少宝宝过了两岁还必须在半夜哺乳。每个人情况不同，因此没必要以育儿书为标准，或者与其他宝宝比较，"这孩子就是这样"的想法才重要。

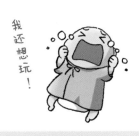

宝宝不一定
只有肚子饿的时候才会哭。

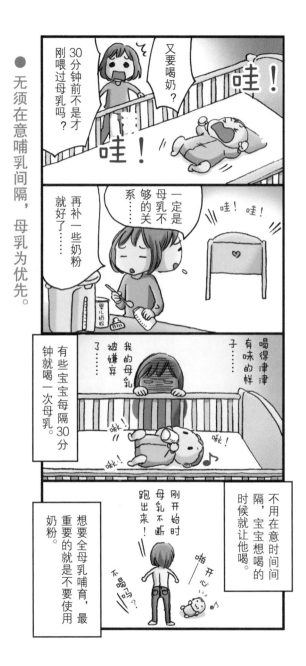

● 无须在意哺乳间隔，母乳为优先。

另外，宝宝的要求并非每次都相同。刚开始学会走路后，只要与妈妈稍有距离，有些宝宝就会突然想要母乳，这是撒娇反应。相反地，也有些宝宝突然讨厌母乳。这些可能与宝宝不舒服（特别是口腔发炎）、妈妈的乳房得乳腺炎等有关系。有些宝宝也可能是因为其他因素而不喝母乳。

不管怎么说，妈妈无须立刻就担心是不是母乳不足，首先妈妈自己要先放松，如果情况持续没有改善的话，可找助产士商量。

· 体重增加太少

母乳够不够，基本上可根据宝宝小便的量确定。宝宝出生三四个月后，过了母乳量较多的时期，只喝母乳的宝宝每天大约会弄湿五六片尿布。另外，观察宝宝的心情、脸色等整体情况也很重要。

宝宝的体重没有符合成长曲线标准的话，做妈妈的当然会担心，不过有些时候考虑到家人体型的话，就能够找出原因。可能是"爸爸小时候也很瘦""为了让个子娇小的妈妈能够抱得动，所以宝宝也娇小"等。

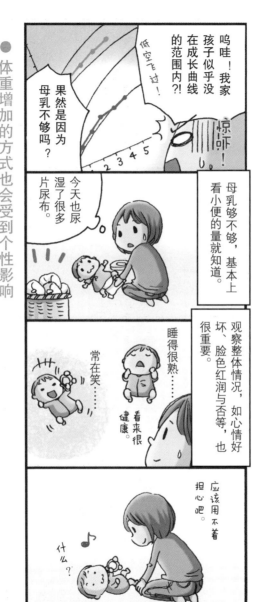

体重增加的方式也会受到个性影响

呜哇！我家孩子似乎没在成长曲线的范围内?!

果然是因为母乳不够吗？

低空飞过！

惊呼！

母乳够不够，看小便的量就知道。基本上。

今天也尿湿了很多片尿布。

观察整体情况，如心情好坏、脸色红润与否等，也很重要。

睡得很熟……

常在笑……

看来很健康。

应该用不着担心吧。

什么？

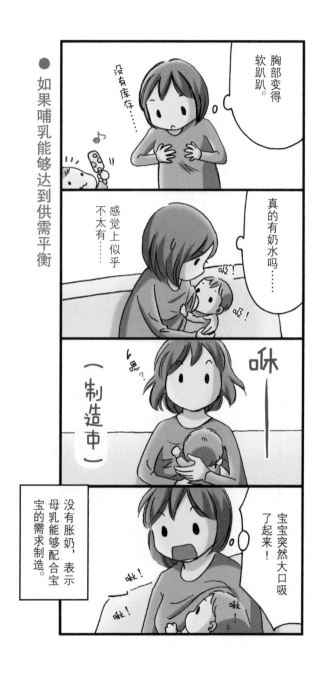

· 没有胀奶

没有胀奶基本上是哺乳供需平衡的证明。一旦出现这种状况，也就是制造出来的奶水能够全部喝完，没有库存，宝宝就能够总是喝到新鲜的母乳了。

尽管如此，与母乳有关的问题还有很多，例如："我家孩子吸奶的力量很小""只吸一边""吸一吸就睡着了""很痛，没办法让宝宝好好吸"等。

即使确实有母乳，宝宝的吸吮方式也会影响是否能够充分摄取。另外，宝宝明明喝的很多却没有变胖，俨然就是"瘦子大胃王"。

一定有方法能够解决各种哺乳问题。因此，烦恼时可带着宝宝前往生产的医院找助产士，或找有乳腺门诊的医院、助产中心。另外，也可以咨询母乳哺育相关单位。

Q. 想要全母乳哺育，但体力有限。

A. 与其百分之百坚持，不如适度就好。

哺喂母乳的辛苦之处在于宝宝经常哭着要喝奶。半夜也要每隔几小时醒来一次，所以妈妈可能会因此感觉体力到达极限。一看到喝了奶粉后熟睡的宝宝，妈妈更希望改喂奶粉。

原本最好的方式是，在母乳哺育步上轨道之前，所有家事等均交由其他人做，妈妈只要专心照顾宝宝即可。尤其是妈妈坐月子（产褥期）时，最好能够和宝宝同一步调上床休息。但尽管如此，小家庭很难实践这种做法。妈妈忍不住会想："趁着宝宝睡着时，必须快点把事情做一做……"

但如果能够在睡眠不足时，和宝宝一起躺着或睡午觉，以同样节奏过生活，反而会意想不到的顺利。

吸奶的方式只要宝宝好吸就好，躺着喂也没关系。利用随时随地都能够哺乳的哺乳衣或育儿袋，也是不错的方法。

需要注意的是，妈妈和宝宝一起睡，通常不至于会压到宝宝，不过不能保证完全无风险，最好还是小心为上。

如果还是希望配合食用奶粉的话，不用想太多，只要觉得疲倦时，选在白天时间，每次固定补充20~40毫升即可。量少的话，不至于造成宝宝肠胃的负担，母乳通常在晚上也会分泌得比较多。

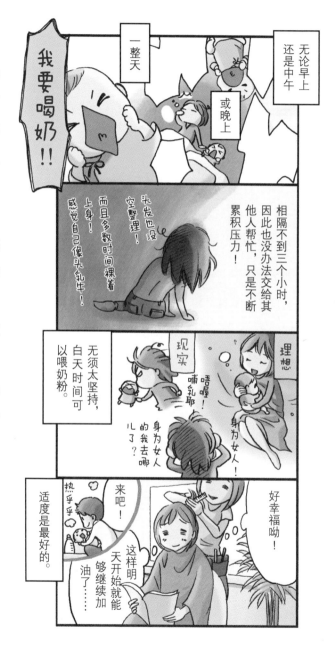

Q. 已经采用混合哺喂。完全改成奶粉似乎比较轻松，
   但……

A. 母乳分量虽少，仍具有惊人的力量。

每次宝宝一哭就哺乳，期间还搭配奶粉。混合哺喂真的很辛苦，但是即使母乳少，对于宝宝的成长仍然有重要影响。

首先是母乳之中有各式各样的营养。其中一种就是免疫力。即使只哺喂了第一次分泌奶汁（初乳），其含有的丰富免疫物质也能够帮助宝宝抵御细菌、病毒、过敏原的入侵。

另外，一般说"过了一岁后，母乳的营养就会消失"，事实上没有这回事。后来的母乳虽然不如初乳浓郁，仍含有可应付各种情况的免疫物质。

虽然随着研究进步，奶粉中也添加了铁质、钙质、DHA、寡糖等必需成分，但是在胃肠吸收以及对胃的负担较小的特点上，仍然比不上母乳。

还有一点，**吸吮母乳的刺激能够促使母体和宝宝的身体分泌重要激素。**对于母体来说，能够有效促进子宫收缩、加速产后恢复、减少压力、预防情绪低潮等。对于宝宝而言，则有让胎便完全排出的效果。

从这些原因来看的话，我相信各位能明白哪怕是混合哺喂，然而哺喂母乳本身赋予宝宝的力量是多么强大。在不勉强的情况下，持续喂母乳，直到婴儿六个月或八个月时，将奶粉切换为断奶食品。转变成这样的想法是很重要的。

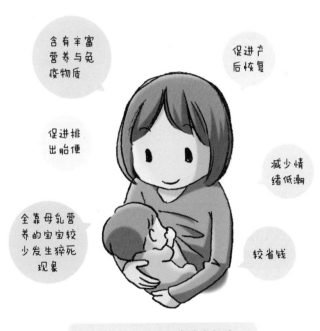

含有丰富营养与免疫物质

促进产后恢复

促进排出胎便

减少情绪低潮

全靠母乳营养的宝宝较少发生猝死现象

较省钱

纵使量少，母乳仍有诸多好处。

A. 最好的办法是让宝宝多吸奶。

发现最近宝宝的吸奶方式不对劲、乳房有肿块、整个乳房又胀又痛的话，可能是乳腺管堵塞，造成母乳不易流出。

这种时候必须避免摄取高热量、油腻的食物（尤其是奶油等），最要紧的是让身体充分休息。**最好的做法就是让宝宝尽量吸奶。然后趁着这个时候确认宝宝的吸奶方式是否让乳头变扁或吸得太浅。**

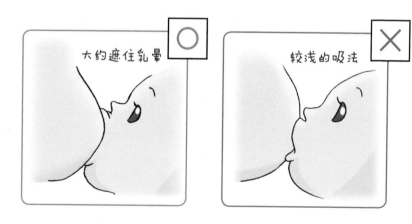

大约遮住乳晕 ○

较浅的吸法 ✕

"面对面抱住宝宝，让他能够吸得深入些""换个吸奶角度"等，都能够让乳腺管堵住的部分恢复通畅。这是乳腺炎发生时有效的做法。

　　但是乳腺炎的发生毫无预警，就算注意饮食也可能突然出现剧痛或发高烧。为了应付这种情况，可事先在自家附近寻找从事乳房按摩（无痛的母乳按摩）的助产士。

　　在家里也可以使用古老秘方"马铃薯贴布"，瞬间就能够消除疼痛与肿胀，贴布最后变成干硬状，就可拿掉（做法可参考下页的介绍）。

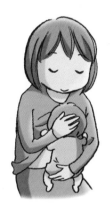

或者变换吸吮角度

面对面抱紧，加深宝宝的吸吮范围

　　母乳分泌太旺盛时，如果挤掉剩余的奶水，反而会变得紧绷、不舒服。这种时候也可以使用马铃薯贴布代替挤掉，可减少对身体的负担，并调整母乳分泌量。

马铃薯贴布的做法

①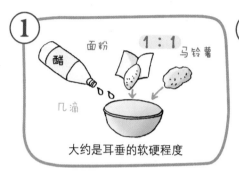

面粉　1:1　马铃薯
醋
几滴

大约是耳垂的软硬程度

②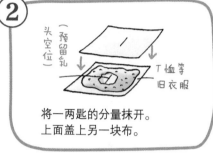

（预留乳头空位）
T恤等旧衣服

将一两匙的分量抹开。
上面盖上另一块布。

③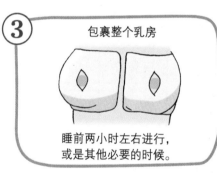

包裹整个乳房

睡前两小时左右进行，
或是其他必要的时候。

※ 使用热水汆烫过的圆白菜叶
冷敷，也同样有效。

Q. 我想回到职场工作，但不希望停止喂母乳。

A. 哺喂母乳不勉强，才能够持续下去。

想要外出工作，也不一定要停止哺喂母乳。宝宝从幼儿园回家时，给宝宝充分的母乳，接着直到早上之前再喂几次。许多人都能够从中找到自己的节奏。工作空当儿挤出的母乳有时也可冷冻（冷藏）保存后送到幼儿园。**不过挤母乳并非轻松的工作。如果感觉有负担的话，最好不要勉强。**

白天时间乳房觉得胀痛的话，可每隔三个小时减压一次。这样一来，就能避免白天胀奶了。

减压的方式是从两侧腋下开始朝着胸部中央的乳房轻轻推压。接着，再以拇指和食指往下轻轻以指腹按压乳晕，这样做能够消除肿胀。这个动作也可以隔着衣服进行。

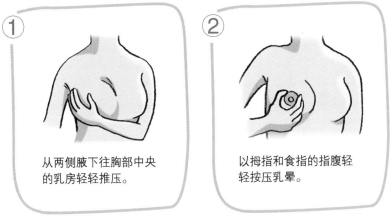

减压

① 从两侧腋下往胸部中央的乳房轻轻推压。

② 以拇指和食指的指腹轻轻按压乳晕。

※ 可以隔着衣服

Q. 听说过了 1 岁就应该断奶？

A. 这是过去的说法。断奶期需配合宝宝与妈妈的步调。

纵然宝宝已经满一岁，也没有必要早早就断奶。过去妈妈手册上也曾经这样写，不过这已经是过去的做法。生物学上认为，宝宝直到三四岁还在喝母乳仍属正常。

断奶时最重要的是宝宝与妈妈的感受。你是否明明不能接受，却仍勉强断奶呢？断奶时期因人而异。每个人都有不一样的断奶方式。

母乳哺育经验丰富的助产士表示："我最小的孩子当时始终无法断奶，老是想要喝奶，直到四岁才真正由自己主动断奶。"这才是真正的"自然断奶"。事实上就算等不到四岁再断奶，考虑把两岁到两岁半之间当做断奶的时间目标，多半孩子也容易断奶，还有利于减少乳房疾病。

经常听说"断奶时间太晚容易蛀牙"，事实上母乳不会造成蛀牙。蛀牙的主要原因是细菌感染。每天找个时机清洁一次口腔，或是让父母帮助减少孩子口中的蛀牙菌，才是重点。

　　只是有些时候可能因为某些原因，父母必须尽早引导宝宝断奶。以下将介绍应付这种情况的做法。

如何引导宝宝断奶?

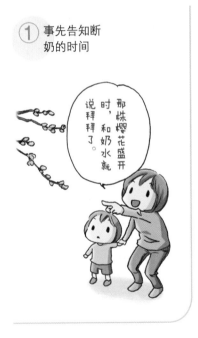

① 事先告知断奶的时间

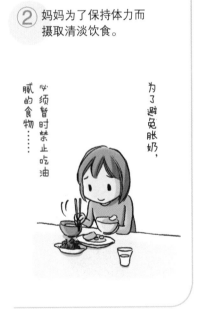

② 妈妈为了保持体力而摄取清淡饮食。

③ 增加哺乳次数比减少
次数更能够给予宝宝
安全感，也比较顺利。

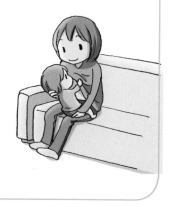

④ 养成早睡早起的习惯，
白天时间让宝宝充分
玩耍。

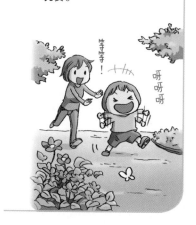

⑤ 在乳房画上动物或人
物的脸给宝宝看。

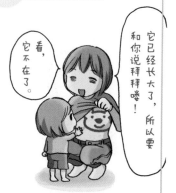

（不要恐吓或涂上黄芥末，
强迫宝宝断奶。）

⑥ 全家人尽情玩耍，
让宝宝忘记喝奶。

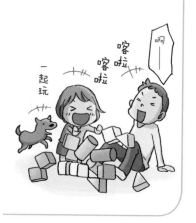

※ 即使宝宝不满，如果安抚之后就停止哭泣的话，就不要
紧。如果哭几十分钟还不停止，或是开始惊慌的话，最好
暂时先恢复喂奶。

断奶并不表示会忘了妈妈，而母子的关系也将改以其他形式持续。宝宝会变得比过去更需要肌肤接触、玩耍、哭泣、抱怨等。平常总是靠母乳安心入睡的宝宝，在断奶当天父母可能必须陪他们玩到三更半夜。

　　尽管过程几番曲折，不过不会有人在成为大人后还继续吸母乳的。因此各位也不用太焦急，重要的是有耐心，并且以其他形式接纳宝宝的撒娇。

14

辅食不用完全按照
育儿手册制作

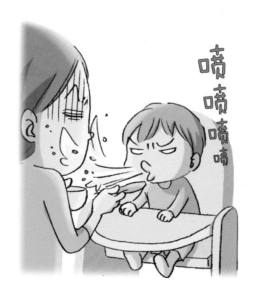

过去不像现在，有婴幼儿专用的特殊食品。宝宝直到三岁之前，每天的饮食都是以母乳为主，再一点一点加入白饭、水煮番茄、蔬菜等。

现在由于大家都遵照育儿书的内容进行，因此为辅食烦恼的妈妈反而愈来愈多。**辅食最基本的要点就是"与父母同一时间吃"。宝宝看见妈妈吃东西，才会跟着想要。**一开始也许只是一起坐着，手里抓着食物，但是像这样轻松的餐桌时间，可以慢慢养成宝宝将来良好的饮食习惯。

另外，辅食的用途并非让宝宝习惯固态食物。经常听到"我家小孩过了一岁还是不太想吃东西"的例子，这种时候不要勉强。配合宝宝的需求，时候到了，他们自然会开始自己吃东西。

有些宝宝，一开始只想要吃高热量食物，无视叶菜类食物，**因此首先可以白饭为主，蔬菜类则从土豆、地瓜等根菜类开始。**我也经常听到以母乳哺育的孩子"原本完全不吃粥，某天却突然自己开始吃白饭吃得津津有味"的例子。

奶粉哺育的宝宝基本上大同小异，不过重点是观察宝宝的消化能力，逐渐将奶粉换成一般食物（从柔软的食物开始）。这个过程能够让宝宝记住奶粉之外的各种食物味道。

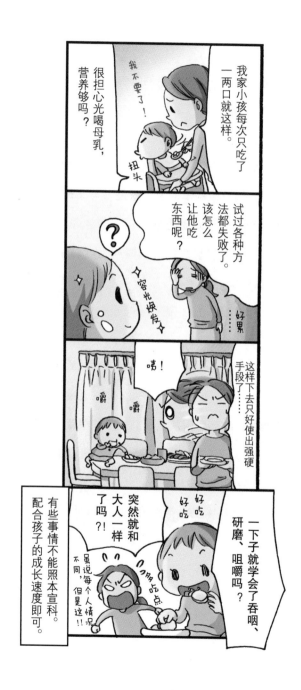

154

🍀 宝宝会告诉我们什么时候需要什么

最近，常听说断奶食品最好从五六个月的时候开始。但是，比起月龄，更重要的应该是先观察宝宝的情况。宝宝会告诉我们什么时候需要什么。

"我家小孩吃很多"，虽说如此，但吃下去的不见得等于能够消化。如果食物原原本本地被排泄出来，表示宝宝的消化系统还无法处理这种大小、硬度的食物，必须捣碎或更换食材。如果最近宝宝便秘、腹泻、夜啼、心情不好的情况增加，或许是肠胃有问题的关系。**宝宝如果把特地做好的断奶食品吐出来，妈妈可能会很沮丧，但是这也表示"宝宝在告诉我们，他的身体无法负荷这个东西"。**

在处理食物上，要注意调味必须清淡，并且尽可能利用食材的原味。宝宝也懂海带、鲣鱼汤头的鲜美，最好尽量避免使用味精等化学调味料。这段时期正是味觉的发育形成期，应该让宝宝品尝代代相传的"妈妈的味道"。

另外，一口辅食基本上大约是宝宝拇指第一节的大小即可。

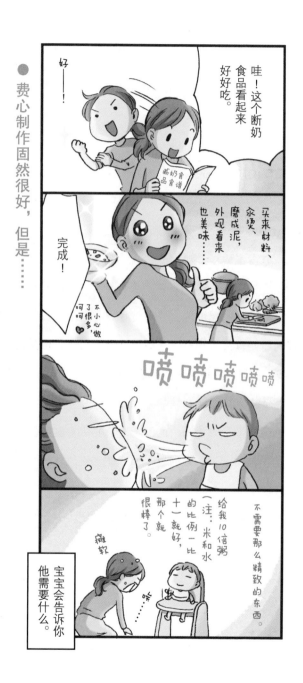

156

基本注意事项

可能会引发过敏的食物最好少量慢慢尝试
（尤其是三大过敏原的蛋、牛奶、小麦）

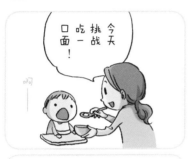

鱼由白肉鱼开始

蛋由蛋黄开始

（做菜使用的牛奶）
可用奶粉代替

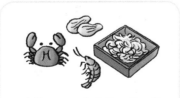

螃蟹、虾、荞麦面、花生等也容易引起过敏，必须小心

务必煮熟后再给宝宝

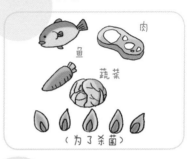

鱼

肉

蔬菜

（为了杀菌）

满1岁之前必须避免的食品

蜂蜜

黑糖

（为了预防婴儿肉毒杆菌症）

当作饮料的牛奶

牛奶

- 1岁后，要逐渐开始与大人相同的饮食。
- 牛奶、果汁类因为不用咀嚼也能摄取热量，因此有些孩子甚至会变得不吃饭。

变身育儿男

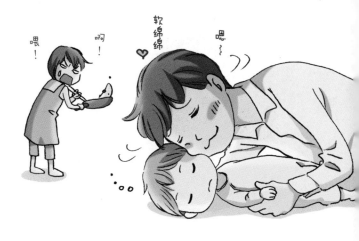

爸爸参与育儿，对于孩子及妈妈，甚至于爸爸自己的幸福来说，都有着重大意义。

实际上目前由妈妈独自育儿的家庭仍不少，我衷心希望爸爸育儿也和妈妈育儿一样，成为理所当然的情况，而不只是一时的风潮。

公狮子经常待在母狮子和小狮子身边，因为带着小孩的妈妈对于外敌没有防备，需要爸爸的保护。

但是人类的爸爸则总是忙于工作，鲜少待在妈妈与宝宝身边。站在妈妈的角度来说，她希望丈夫应该多为家里想想；而站在爸爸的立场来说，此刻正值必须在事业上打拼的年纪。双方的主张互相冲突的结果就是争执不断。

爸爸是真的很爱妈妈，也在为小孩着想。但是这种心意该如何才能让家人知道呢？以下将告诉你几个重点。

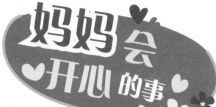

妈妈会♥开心♥的事

30pt 陪孩子玩

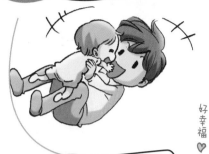

这景象
让人忍不住
微笑······

好幸福 ♥

10pt 换尿布

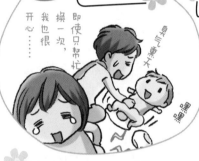

即使只帮忙
换一次,
我也很
开心······

臭气熏天

嗯嗯嗯

陪孩子洗澡 20pt

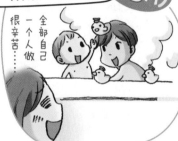

全部自己
一个人做
很辛苦······

5pt 带老婆出门

好可爱
喔~~~

!!

出乎意料
爸爸与妈妈
大不同

还以为她会高兴

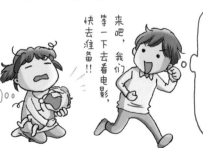

唔——人家这么
累了还要出门吗?

来吧,我们
等一下去看电影,
快去准备!!

老婆满脸疲惫的样子,
必须转换心情才行。

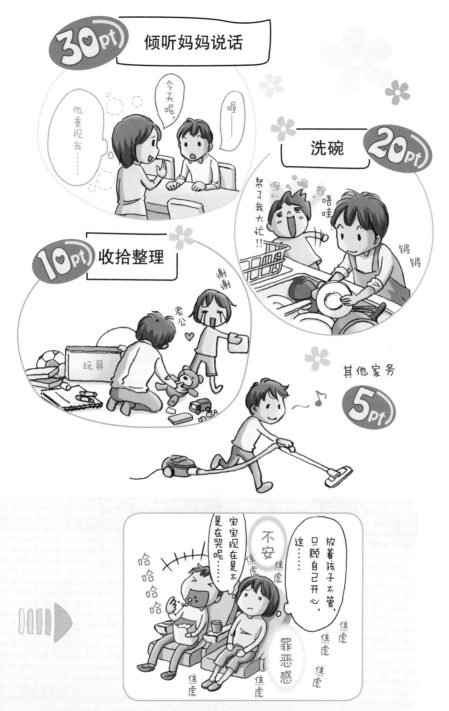

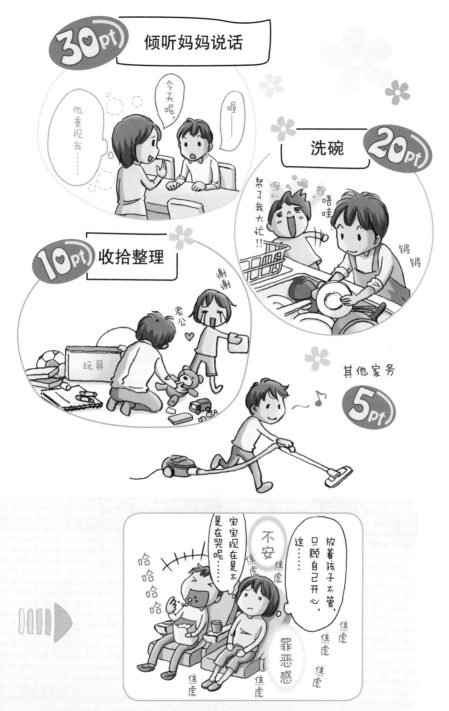

30pt
倾听妈妈说话
他重视我……
今天呢，
喔——
20pt
洗碗
帮了我大忙!!
唔哇
锵锵
10pt
收拾整理
谢谢
老公
玩具
其他家务
5pt

放着孩子不管，只顾自己开心，这……
不安
宝宝现在是不是在哭呢……
哈哈哈哈
焦虑
焦虑
罪恶感
焦虑
焦虑
焦虑
焦虑
焦虑

🍀 妈妈喜欢擅长倾听的爸爸

妈妈一整天都在对付无法沟通的宝宝。因此，晚上爸爸回到家后，妈妈找到能够说话的对象真的很开心，因此希望爸爸听听自己一天的辛劳。**这种时候，爸爸应该专注侧耳倾听，不要露出不耐烦的表情。**最重要的是：

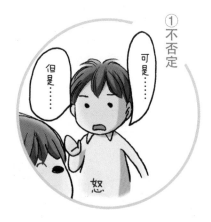

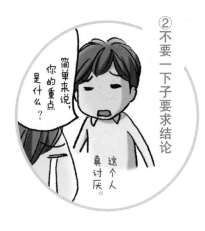

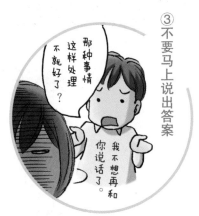

一边点头注意聆听，只要说"很辛苦吧""谢谢"等慰问及感谢的话语，就能够安抚妈妈的疲劳。

　　研究结果显示，爸爸育儿能够培养孩子的自我肯定感，也能够加深夫妻之间的爱。相反地，爸爸不参与育儿的家庭，发生虐待情况的风险较高。

　　爸爸自己也能够建立和以成败论英雄的职场不一样的价值观，人生也会因此而更开阔。

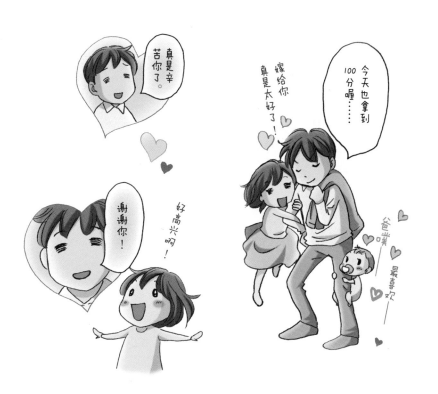

专题
生产很辛苦，
必须尽早注意到心理上的疲惫

生完小孩后，妈妈可能会变得情绪不稳定。

因为刚完成生产这项辛苦的任务，精神上感觉疲惫也是理所当然的，再加上每天照顾小孩，心理压力大也很正常。但是最重要的是自己要注意到这种情况，并且及早接受他人帮助。接下来，我想简单谈谈产后忧郁症。

生产完毕后的抑郁状态大致上分为"产后沮丧"和"产后抑郁症"两种。

产后沮丧发生于生产完毕时，第3～5天会达到高峰，半数妈妈会有这种经验。

她们会为了小事哭泣、情绪低落、不安、无法集中精神、失眠、食欲不振、头痛等，大约持续7～10天，不过多半能够自然痊愈，不需要医学方面的治疗。

主要原因与生产大幅改变了荷尔蒙的平衡、身心疲惫、对于今后育儿过程

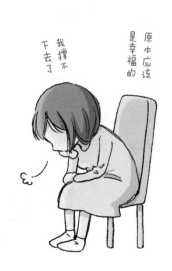

原本应该是幸福的

我撑不下去了

的不安等有关。

总而言之，不要勉强自己，晚上要好好睡觉。住院期间，即使希望母子能够同房，方便哺喂母乳，但如果疲惫造成严重失眠的话，也可以考虑暂时将宝宝交给护理人员照顾。**其他人不要责备妈妈，只要在一旁守护倾听她的琐碎担心，告诉她"不要紧，不要紧"，让她安心，患者多半能够自然康复。**

另一方面，产后抑郁症则是生产完毕后数周到数个月之间发生的抑郁症。每 20 位孕妇就有 1 人曾经有过这样的经验。**及早发现，充分休养、治疗的话，一定能够痊愈。**

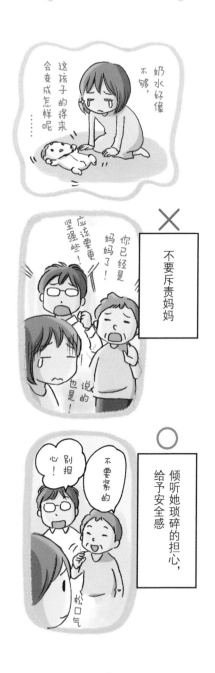

除了情绪低落、变得悲观、缺乏干劲、失眠、食欲不振等一般忧郁症状之外，还有将宝宝的一切都往负面方向想，如"宝宝不舒服""母乳哺育的情况不佳""发育太慢"等。有时会对身为妈妈的自己过度自责，或缺乏自信，认为"自己没有办法爱宝宝""没有资格当妈妈""无法照顾宝宝"等。

这些状况不易与一般的育儿疲劳区别，因此产后抑郁症往往发现太晚。

检查是否罹患产后抑郁症，可参考"爱丁堡产后抑郁量表"（Edinburgh Postnatal Depression Scale）。

如果符合的项目很多，请尽早询问妇产科医师或公共卫生护理人员。

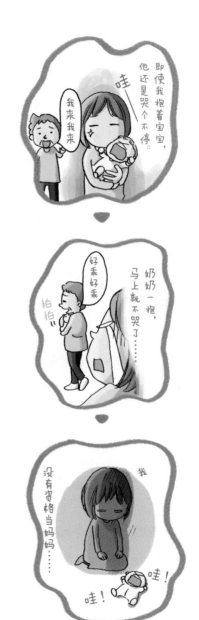

爱丁堡产后抑郁量表（打钩）		
1	我越来越无法看到事情有趣的一面，也越来越无法开心地笑。	☐
2	我越来越无法欣然期待未来的一切。	☐
3	事情出错时，我会不必要地过度责备自己。	☐
4	我会无缘无故地感到焦虑或担心。	☐
5	我会无缘无故地感到害怕。	☐
6	很多事情针对我而来，我觉得无法妥善处理。	☐
7	我很不快乐，而且失眠。	☐
8	我感到难过和悲伤。	☐
9	我不开心，甚至因此哭泣。	☐
10	我曾有想要伤害自己以求一死的念头。	☐

后 记

最后，我要谈一位小女孩的故事。

她在小学一年级时，突然严重退化成婴儿，几乎完全无法离开妈妈，这种情况称为"母子分离焦虑"，只要去上学、去买东西时稍微没看见妈妈的身影，她就会开始哭喊。妈妈没有办法，只能够一直待在她身边，但是这种情况持续两三个月后，妈妈也露出焦虑的神色了。

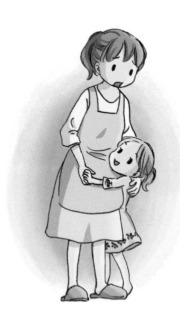

于是，妈妈忍不住怒骂道："你也差不多该自立自强了！"可是如此一来，却像是火上浇油一样，女孩更加哭叫，情况反而愈演愈烈。

"我已经不晓得该怎么办才好了。"妈妈也不知所措地哭了。

然而，就在此时，情况有了转机。

某天在家里吃完饭后，妈妈与女孩在客厅放松时，女孩突然从妈妈身后钻过双腿之间露出脸来，发出刚出生婴儿般的"哇"的一声。

看到这番景象，妈妈顿时想起来一些事情。

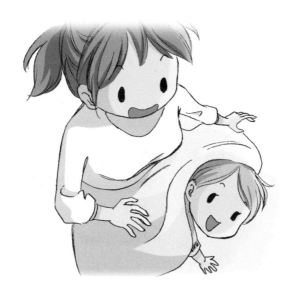

生产时，自己曾经为了能够平安生下这个孩子而开心落泪。

第一次将孩子抱在怀里时，她是多么天真可爱。

然而，在那之后，自己和婆婆的关系恶化，不喜欢待在家里，因此小孩还没满 1 岁时，就外出工作了。

每天很晚才到家，再加上回到家后也不喜欢孩子吵，渐渐地也就与孩子疏离了。

"仔细想想，自从我出去工作后，似乎总在无意间嫌孩子碍事。明明刚生下她时是那么疼爱、那么开心。我终于回想起当时的心情了。"妈妈潸然泪下。

从这天开始，妈妈终于渐渐接纳了孩子的撒娇。而女孩也似乎在回应妈妈的转变，逐渐能够离开妈妈，最后终于可以一个人去上学。

女孩上二年级时，妈妈说："一年前，我还希望她快点独立，现在却变得有些感伤（笑）。感觉自己终于像个妈妈了……"

我们总是不自觉地就把小孩子的许多事情视为理所当然。然后要求小孩子更好、更优秀，如果达不到的话，就会因此而烦躁不安。

这种时候，何不回想一下小孩刚出生时的情况？当时只是因为小孩子能够平安出生就很开心。

怀孕、生产在这层意义上来说，正是育儿的起点。

现在有不少妈妈都觉得照顾小孩很辛苦，但是各位绝非生下小孩时就是这种心情吧。后来觉得照顾小孩很辛苦的原因很多，有些人因为经济困难，有些则是小孩不好照顾，然而当中最大的主因就是妈妈孤立无援。

因此不要让妈妈一个人面对，从怀孕时开始传递正确的知识、打造支援体系等相当重要。

医疗从业人员所追求的"平安生产"与妈妈及亲友追求的"安心生产"相同，这两者原本就是同样的东西。

希望本书能够作为一个开端，为今后打算生孩子的妈妈提供充分的产前教育，以及心灵上的支持。

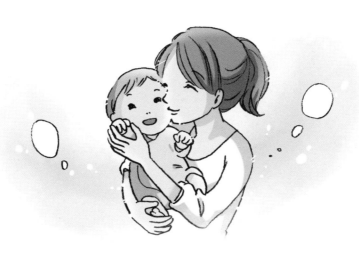

本书执笔过程中得到了许多人的协助，尤其要感谢奥州市育儿综合支援中心的保健师佐佐木赖子女士、北上市公所江钓子保健中心保健师坂上阳子女士、日本母子照护研究会会长暨小山自然育儿咨询所所长（助产士）伊东厚子女士、雏鸡助产所助产士吉良光代女士、田边诊所妇产科田边良平院长等人。有了各位的帮忙才能有这本书的诞生。本人由衷致谢。

明桥大二

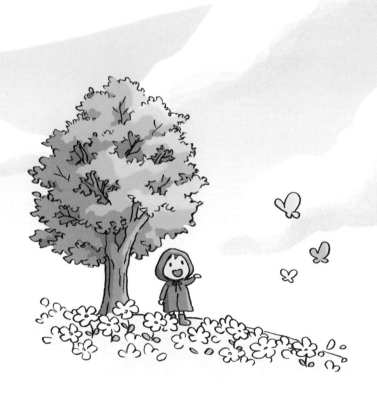